HOME DENTIST PROFESSIONAL 2

ホームデンティスト プロフェッショナル

チーム医療で取り組む歯科医院づくりの実践

監修
藤木省三

著
丸山和久　高木景子　樽味　寿　千草隆治　寺田昌平
高橋　啓　山本修平　滝沢江太郎　中本知之　丸山俊正

ホームデンティスト・プロフェッショナルとは

- 最新のペリオドントロジーとカリオロジーに基づく臨床を実践する歯科医院
- 「過去に対する治療」と「未来に対する治療」をバランスよく行い、患者の口腔の健康を維持できる歯科医院

それが、本書で提唱する「ホームデンティスト・プロフェッショナル」です。

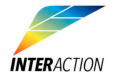

INTER ACTION

序

時代とともに変わる「良い」と言われる歯科医院像

筆者らが開業した35年前、歯科医院の評判は、「あそこの先生は上手だ」「あそこの先生は優しくて丁寧だ」というように、歯科医師の"腕"や"人柄"が評価されていたように思います。そして、今でも多くの患者は35年前と同じように感じていると思います。

この感覚は、歯科医師自身も同じです。大学では、歯科医師中心の教育が続いていて、「治す」ことを主に学び、卒業します。研修、勤務医時代でも、いかに上手に治療するかに心を砕き、その後も様々な治療のためのセミナーに通い続け、素晴らしい治療ができる歯科医師を目指します。

さらに、この35年の間には、治療に役立つCTなどの診断機器やマイクロスコープなどの治療機器の開発も進みました。歯周治療では多くの再生療法の技術も開発されています。このような最新の機器や技術を用いた診療こそが目指すべき歯科医療の姿だと、今でも認識されていると感じます。

しかし、その認識を変えなければならない時期が来ています。その理由は、この35年の間に病因論の理解が進んだことにあります。

う蝕は脱灰と再石灰化のバランスの均衡の崩壊、歯周病は細菌の攻撃と生体の防御の均衡の破綻であることが理解された現在では、いわゆる「治す」治療だけでは片手落ちであることは明らかです。従来の素晴らしい治療をおこなうだけでは、もはや「良い」歯科医院とは言えなくなっています。

勇気を持って変革を成し遂げよう

筆者らは、精度の良い治療、結果が残せる治療を不必要だと言っているのではありません。第1巻のProiogueに書いているように、ホームデンティスト・プロフェッショナルでは、「過去に対する治療」もしっかりとできることが重要と述べています。

しかし、これからはそういう治療を必要としない未来を創るため、また素晴らしい治療をいつまでも維持させるための歯科医院に変革させなければなりません。言葉では簡単でも、歯科医院のシステムを根本から変革しなければならない大変な作業です。特に、現在うまく行っている歯科医院ほど、その変革は難しいでしょう。しかし、勇気を持って変革をして行かなければならない時代だと思われます。

本書では、その難しい過程を"乗り越えた"若い歯科医師たちの生の声を掲載することができました。きっと多くの読者の参考になると思います。

これからのホームデンティストのスタンダード

著者は、日本ヘルスケア歯科学会の企画育成委員会で長年若い歯科医師の育成に携わっています。そこからは開業からヘルスケア歯科診療を始める歯科医院もたくさん生まれています。彼らの歯科医院を見ていると、筆者たちの35年前に設計した歯科医院と明らかに違っていることがわかります。

歯科医師用のチェアと歯科衛生士が主に使うチェアを分けるのは当然として、口腔内写真、エックス線写真活用のための大きなモニター、データベースソフト活用のための院内LANの整備、さらには歯科衛生士を含むスタッフ教育、全てが新しくなっています。まさしく、これからのホームデンティストのスタンダードが変わりつつあることを実感します。

第1巻では、歯周治療の基本となる病因論を中心に述べました。第2巻では、歯周治療を行う新しいホームデンティストのスタンダードとなる歯科医院を創り上げるための情報を数多く掲載することができました。これによって、多くの患者の口腔の健康が守られることを願います。

シリーズ紹介

第1巻
歯周病の病因論と歯周治療の考え方

　ホームデンティスト・プロフェッショナルとして歯周治療とメインテナンスを行う際に理解しておくべき病因論を中心に解説します。病因論は頭に入れておけばよいと考える方が多いようですが、大切なことは病因論を毎日の臨床に落とし込むことです。第1巻では、病因論を基に、歯周病患者をどのように診ていけばよいかに重点をおいて解説しています。

第2巻
チーム医療で取り組む歯科医院づくりの実践

　ホームデンティスト・プロフェッショナルは、歯科医師一人で実践できるわけではありません。歯科医院単位で目的やシステムを明確にし、かつ優秀なスタッフを育成することが不可欠です。また、それぞれの歯科医院は地域や環境などが異なるため、歯科医院の正しいあり方は、決して一つではありません。自分の医院のあり方を環境や変化に応じて自分で考えていくことが大切です。第2巻では、30歳代、40歳代という若い世代の歯科医師にも協力を得て、どのようにして歯科医院をつくりあげるかをわかりやすく解説しています。

第3巻
歯周基本治療のエッセンスとノウハウ

　最も有効な歯周治療は、発症させないことです。しかし、現実には多くの患者が歯周病に罹患しています。ホームデンティスト・プロフェッショナルでは、「過去のための治療」すなわち歯周基本治療を正しく、的確に行わねばなりません。それには、豊富な知識と繊細な技術、患者への配慮が不可欠です。第3巻では20年以上の経験を持つ歯科衛生士による解説を中心に現場で役立つ情報を満載しています。

第4巻
メインテナンスのエッセンスとノウハウ

　歯周基本治療は言わば「過去に対する治療」であり、ゴールではありません。その終了時がその患者にとって「未来に対する治療」、すなわちメインテナンスのスタートです。歯周基本治療により改善された生体と細菌の均衡のバランスを維持することが主な目的ですが、単にバイオフィルムの破壊だけでは成功しません。10年、20年と経過すると加齢の影響だけではなく、患者の人生にも大きな変化が見られることもあります。そのような患者の人生を受け入れつつ、健康な歯周組織を維持するためには、考え方や技術、人との関係等あらゆることを考えていかねばなりません。そして、それを実践することこそが、実は歯科医院を成長させていくことになります。第4巻では、メインテナンスの考え方、時間軸に沿った見方を満載しています。

第5巻
最新科学が変えるう蝕治療のコンセプトと実際

　歯周治療の考え方が、歯周ポケットや骨欠損の除去から歯周組織と細菌との均衡の回復と維持に変わってきたように、う蝕治療の意味も、う窩の修復から脱灰と再石灰化の均衡の改善へと変わってきました。今までう蝕予防と言われてきたことが、本来のう蝕治療と考えられるようになりました。第5巻では、う蝕の病因論の変遷と共にホームデンティスト・プロフェッショナルとして歯科医院単位で行うべきう蝕治療の考え方と実践方法を解説します。

目次

第1章 理論編
5つのKey　ホームデンティスト・プロフェッショナルとしての歯科医院づくりのために……09

[Key1] 病因論を正しく理解する
1. 疾患の本質を知る……12

[Key2] 長く患者とつきあいながら健康を維持する
1. 長い期間、患者の健康維持を支える歯科医院……14

[Key3] 規格性のある記録と検証
1. 最初の一歩は記録から：これがなければ始まらない……18
2. 患者の変化を継続的に記録することの意義……18
3. 歯科医院で得られる記録とは……21

[Key4] チーム医療
1. 連携し、補完しあう！ チームで行う歯科診療が大前提……30
2. どうしてチーム医療が必要なのだろう？……30
3. 歯科衛生士、歯科医師、院長の役割分担……32

[Key5] 熟練した歯科衛生士の育成
1. 治せる歯科衛生士……34
2. 熟練した歯科衛生士の育成のために……34

[WHY HOME DENTIST PROFESSIONAL?] ホームデンティストである理由①
地域に一つの存在ではなく、皆が仲間！ トモニイコウ【丸山和久】……35

[WHY HOME DENTIST PROFESSIONAL?] ホームデンティストである理由②
ホームデンティストだからこそ、地域社会との連携ができた【高橋 啓】……37

第2章 実践編
初めの一歩を踏み出そう　自分色ホームデンティスト・プロフェッショナルの歯科医院づくりを始めるために……41

[Step1] 歯科医院の目標を決める！
1. 自分の目標は自分で考えよう……42
2. 自院の置かれている環境から考える……46
3. 歯科医院の規模、経験、総合力から考える……51

[Step2-1] ここからチャレンジ！ 口腔内写真【千草隆治】
- 1. 目標とする口腔内写真 60
- 2. 撮影に必要な器具類 64
- 3. 口腔内写真撮影のコツ 65

[Step2-2] ここからチャレンジ！ エックス線写真【滝沢江太郎】
- 1. 目標とするエックス線写真 66
- 2. 撮影に必要な器具類 68
- 3. エックス線写真撮影のコツ 72

[Step2-3] ここからチャレンジ！ 歯科衛生士の業務記録
- 1. 歯科衛生士の業務記録（サブカルテ） 76

[Step2-4] ここからチャレンジ！ 臨床検査などの記録とデータベースの活用
- 1. DMF歯数、残存歯数の記録 78
- 2. 歯周組織検査 87
- 3. 喫煙経験 90
- 4. 来院履歴 92

[Step3] チームづくり　チームを重んじる歯科医院のルールをつくる
- 1. チーム全員で共通理念を持とう 93
- 2. 歯科医院としてのハーモニー 95

[Step4] 歯科衛生士の育成　歯科医院全体で歯周基本治療を行うには
- 1. 歯科衛生士のスキルアップ 96
- 2. 患者の配当をどうする? 96
- 3. 歯科衛生士のアポイントの組み方と時間配分のしかた 101
- 4. 歯周基本治療に必要な器具・器材の考え方、整理のしかた 105
- 5. 歯科医院のレベルアップ 107

[COLUMN] 歯科医院に伝わる文化　特にSRPに関して【藤木省三】 100
[COLUMN] 開業すぐの歯科衛生士の育て方【丸山俊正】 108
[COLUMN] 大規模歯科医院での取り組み【樽味　寿】 109
[COLUMN] 仲間づくりの重要性【丸山和久】 113

●みんなでシェアしよう！　HOME DENTIST PROFESSIONALの始めかた　実体験アドバイス
- [開業と当時に取り組んだ福岡県：まるやま歯科の場合] **開業時から始めるメリット** 52
- [途中から転向した兵庫県：西すずらん台歯科クリニックの場合] **システム転換のコツ** 54
- [途中から転向した兵庫県：やまもと歯科クリニックの場合] **システム転換のコツ** 58

目次

第3章 臨床編
記録の活用
ここからがホームデンティスト・プロフェッショナルの醍醐味 117

[活用1] 記録の活用・はじめの一歩
 1. 患者への活用法.. 118

[活用2] 経験の蓄積からわかる自院の仕事の評価に活かす・フィードバックする
 1. 記録はどうして大事なんだろう 130
 2. 臨床を「線」で見る 132
 3. 臨床を「群」で見る 134
 4. 臨床を「面」で見る 141

著者一覧

| 監著 | 藤木省三 | 兵庫県・大西歯科・歯科医師 |

著者	丸山和久	兵庫県・丸山歯科医院・歯科医師
	高木景子	兵庫県・たかぎ歯科医院・歯科医師
	樽味　寿	兵庫県・たるみ歯科クリニック・歯科医師
	千草隆治	福岡県・千草歯科医院・歯科医師
	寺田昌平	兵庫県・てらだ歯科クリニック・歯科医師
	高橋　啓	愛媛県・たかはし歯科・歯科医師
	山本修平	兵庫県・やまもと歯科クリニック・歯科医師
	滝沢江太郎	青森県・たきさわ歯科クリニック・歯科医師
	中本知之	兵庫県・西すずらん台歯科クリニック・歯科医師
	丸山俊正	福岡県・まるやま歯科・歯科医師

第1章

理論編

5つのKey

ホームデンティスト・
プロフェッショナルとしての
歯科医院づくりのために

ホームデンティスト・プロフェッショナル 5つのKey

Key 1
病因論を正しく理解する

Key 2
長く患者とつきあいながら健康を維持する

Key 3
規格性のある記録と検証

本シリーズ第1巻で学んだ病因論を実際に歯科医院で実践するために必要不可欠な事柄があります。第1巻のPrologueでも述べていますが、ホームデンティスト・プロフェッショナルでは、う蝕や歯周病の疾患を理解し、「人」としての患者を時間軸という捉え方で診療します（図A）。さらに、毎日すべての記録を残して検証しながら、「過去に対する治療」と「未来に対する治療」を行わねばなりません。

　本書第2巻では、ホームデンティスト・プロフェッショナルとしての歯科医院を創りあげるために必要な事項を5つのKeyにまとめてみました。これらの5つのKeyは、セミナーを1回聴いただけで明日からできる、という性格のものではありません。患者やスタッフと一緒に5年、10年かけて少しずつ歩むべき事項です。焦らず、しかし、止まることなく歩んでいただきたいと思います。

Key4 チーム医療

Key5 熟練した歯科衛生士の育成

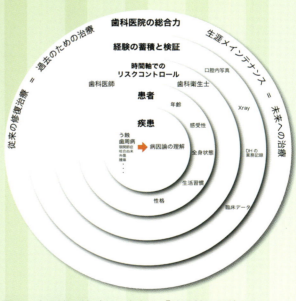

図A　病因論に基づき、患者を「時間軸」で診る。

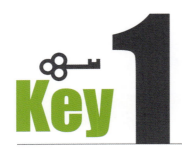
Key 1 病因論を正しく理解する

1. 疾患の本質を知る

　ホームデンティスト・プロフェッショナルの「5つのKey」の第一番目は、歯周病の病因論を正しく理解することです。歯周病の病因論の歴史を図1-1-1に示します。1980年代に明らかにされたように、歯周病は細菌（バイオフィルム）の攻撃によって宿主の免疫応答が生じた結果、歯周組織の破壊が起こります（図1-1-2）。今では、歯周病原菌は日和見細菌（バイオフィルム）であり、歯周病原菌と生体のバランスが破綻したために起こる疾患であることがわかっています。

　図1-1-3、4のように歯周病を宿主の免疫応答の"結果"である付着の喪失や歯槽骨の吸収の病気と考えてしまうと、歯周外科手術や再生療法などで組織学的な治癒を求めることが歯周治療であると誤って理解してしまいます。つまり、歯周治療は歯科医師中心のものとなってしまいます。

　それを図1-1-5のように、原因は細菌の攻撃と正しく理解すれば、歯周治療はホームケアによる歯肉縁上のプラークコントロールと歯科衛生士によるスケーリング・ルートプレーニングによってバランスを改善し、メインテナンスを通じて良い状態を一生維持することであることが理解できるはずです。だからこそ、本書で述べるように歯科医師中心ではなく、歯科衛生士を含めたチーム医療が不可欠なのです。

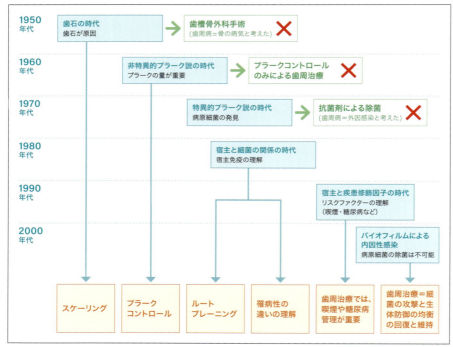

図1-1-1　歯周病の病因論の変遷を時代と共に表してみた。こうして歴史を振り返ることで、過去の病因論による理解と現在認められている病因論の理解との違いが明らかになる。

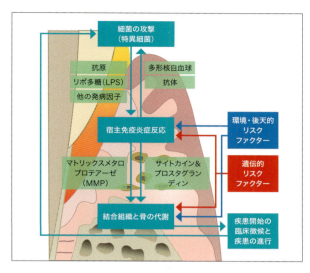

図1-1-2 1980年代に細菌の攻撃と歯周炎の進行に関する知識が明らかになった（R.Page改変）。

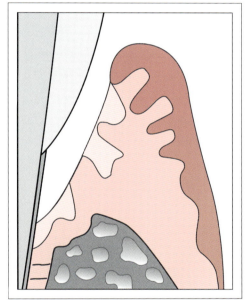
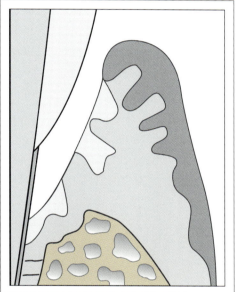

過去の歯周病の理解

図1-1-3、4 歯周病を歯肉の炎症や付着の喪失（a）、あるいは歯槽骨の病気（b）と捉えてしまいがちであるが、実際はそれらは病気の「結果」にすぎない。

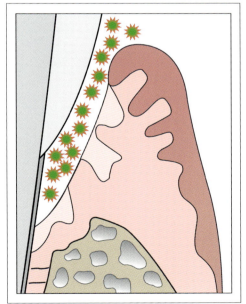

現在の歯周病の理解

図1-1-5 歯周病を細菌と歯周組織の関係で捉えることで、非常にシンプルに考えることができるようになる。

Key 2 長く患者とつきあいながら健康を維持する

1. 長い期間、患者の健康維持を支える歯科医院

患者と歯科医院の関係を考えると、「点」で接する歯科診療と「線」で接する歯科診療に分けることができます。

①患者と「点」で接するとは

「点」で接する典型的な例は、口腔外科や歯内治療専門医に患者が通う場合です。埋伏智歯の抜歯を終えたり、依頼された歯内治療が終われば患者は元の歯科医院に戻るため、接しているのはその治療期間中だけです。矯正歯科専門医の場合は、治療期間が長くなりますが、それでも人の一生から見れば「点」で接するのと同じです。

従来の歯科診療は、う窩の処置、修復処置、欠損補綴処置が中心であったためにホームデンティストは良心的な治療を行うことに重きを置き、その後の健康維持はあまり意識していなかったように思います。言い換えれば、処置が終われば患者との関係はいったん切れてしまう「点」の歯科診療だったと言えます。

例えば図1-1-6のように、治療が終了した時点で「また、何かあればきてください」と、そこで患者との関係が切れます。次に患者が来院するのは何か問題が生じてからになるため、例えその時々で最善の治療を行ったとしても、その繰り返しによって少しずつ歯列は崩壊していきます。

②患者と「線」で接するとは

一方、本シリーズ「ホームデンティスト・プロフェッショナル」の考え方では、従来の歯科診療ではなく、治療終了後も良くなった状態を維持するためにメインテナンスを通じ「線」で患者と接することが求められます。悪くなってから来院するのではなく、悪くならないために来院してもらうのです（図1-1-7）。

特に、歯周病は治癒する疾患ではないので、メインテナンスが不可欠です。う蝕治療もう窩の治療からう蝕のコントロールに考え方が変わりつつある現在では、患者と「点」ではなく生涯つきあう「線」で接する歯科診療が求められるようになってきました。

患者に「線」で接する歯科診療の重要性を理解していただくためには、メインテナンスの重要性を繰り返し伝えなければなりません。筆者の歯科医院では、初診時、歯周治療を始める時、そしてメインテナンスに入る時にそれぞれパンフレットを渡して説明するようにしています（図1-1-8a〜d）。

このように私達がめざすホームデンティスト・プロフェッショナルの第二番目のKeyは、患者と長くつきあいながら健康維持を支えることにあります。

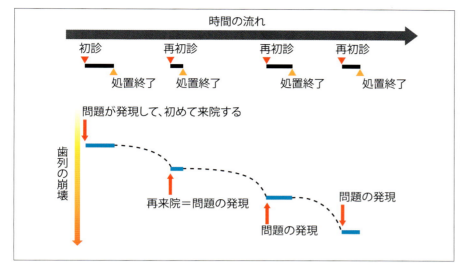

「点」で接する歯科診療

図 1-1-6 従来の「点」で接する歯科診療では、処置が終了するといったん歯科医院との関係が切れる。患者が次に歯科医院を訪れる時は、何か問題が生じた時である。この繰り返しによって、徐々に口腔内の崩壊が進んでいく。

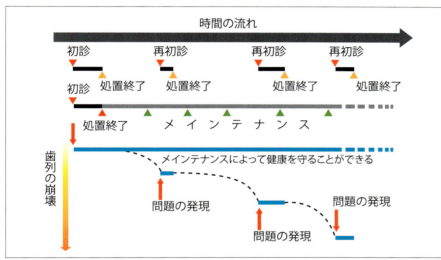

「線」で接する歯科診療

図 1-1-7 「線」で接する歯科診療では、治療終了後も健康の維持のために適切なメインテナンスを行う。

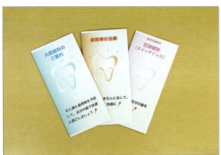

図 1-1-8a

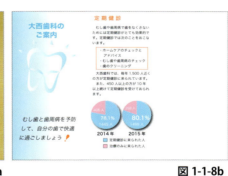

図 1-1-8b

「線」で接するためには啓発が大事

図 1-1-8a〜d 「線」で接する歯科診療で、初診時、歯周治療の説明時、メインテナンス開始時に患者に渡すパンフレット類。「また何かあればきてください」から「悪くならないために来院しましょう」へ。

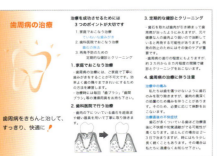

図 1-1-8c

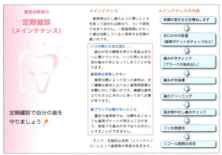

図 1-1-8d

Key 2 長く患者とつきあいながら健康を維持する！

③過去のための治療だけでなく、未来への治療を行う

従来の歯周治療では、あたかも歯周外科処置を行うことが治療の主体であるように思われてきました。しかし、それは「結果」としての歯周ポケットや骨欠損の改善にすぎません。歯科衛生士主体の歯周基本治療も、同様に「結果」に対する治療です。

外科処置を伴う、伴わないにかかわらず、細菌と歯周組織のバランスを改善した時点が、実は長い目で見た治療のスタートと言えます（**図1-1-9**）。それを私達は「未来への治療」と表現しています。

「未来への治療」とは、一般的には「メインテナンス」と呼ばれています。この「メインテナンス」ではSPTだけでなく、患者の全身状態、生活環境、加齢による影響、さらに咬耗、歯の破折、二次う蝕のような硬組織の変化にも注意しておく必要があります（**CASE1-1**）。

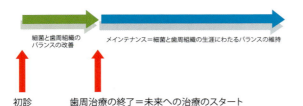

図1-1-9 初診から再評価までは悪くなった状態の改善であり、過去のための治療と考えられる。その後、未来への治療、すなわちメインテナンスが始まる。

【CASE1-1】未来への治療ではすべての変化がターゲット

初診日	1996.11.30	初診時年齢	57歳	男性	現在	78歳
初診時残存歯数	28	最新残存歯数	28			
初診時DMFT	5	最新DMFT	8			

最終メンテ来院日	2017.9.8	78歳
初診から現在まで	21.2年	メインテナンス経過年数 20.3年

【CASE1-1】 初診時57歳男性。現在は78歳。デンタルエックス線写真は72歳、口腔内写真は75歳の状況。⏌7の生活歯の遠心にクラックが深くなっていることがわかる。メインテナンスでは、歯周ポケットの深さだけでなく、咬合の変化、咬耗や歯の破折、さらに修復物の二次う蝕など様々な変化を見逃さないようにしなければならない。

【75歳の時の状況】

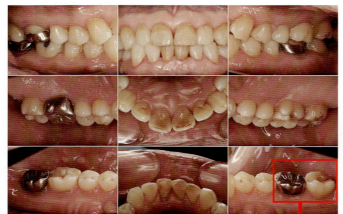

【72歳の時の状況】

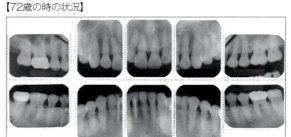

生活歯の遠心にクラックが。

④記録を残し、検証し、スタッフとのチーム医療が不可欠

患者と長くつきあうには、初診の段階で確かな信頼を得ることが重要です。ホームデンティストである限り、患者の痛い、困ったという主訴を解決することで信頼を得るのは当然のことです。しかし、今日では"きちんと説明して理解を得る"ことが必要とされています。すなわち、規格性のある口腔内写真やデンタルエックス線写真をとり、それを用いて説明することが求められています。また、治療後の改善した状態を資料を通して説明することで、さらに信頼が高まり、継続した来院へとつながります（**CASE1-2**）。

そのような記録を振り返ることで私達にも様々な経験が蓄積されます（→ Key3）。だからこそ、歯科医師だけでなく、スタッフと協力して行うチーム医療のシステムが不可欠なのです。

【CASE1-2】 すべての信頼関係は記録から始まる

初診日	2011.6.25	初診時年齢	19歳	女性	現在	26歳
初診時残存歯数	28	最新残存歯数	28			
初診時DMFT	1	最新DMFT	1			

最終メンテ来院日	2012.3.6	20歳	
初診から現在まで	6.6年	メインテナンス経過年数	.4年

【CASE1-2】 初診時19歳、女性。オーバーブラッシングのために6頬側の歯肉退縮と口蓋側にクレフトが見られた。適切なブラッシング圧を指導した結果、3ヵ月後には改善が見られる。このような変化を規格性のある口腔内写真で見てもらうことにより、信頼感が深まる。

【初診時】頬側の歯肉退縮と口蓋側にクレフトが認められた。

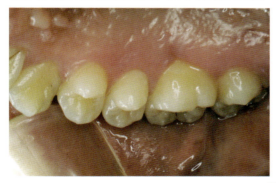
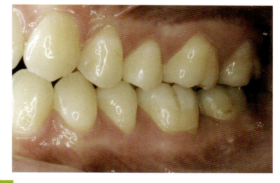

【3ヵ月後】改善した状態を患者に見てもらうことで信頼感が深まる。

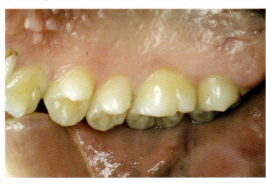
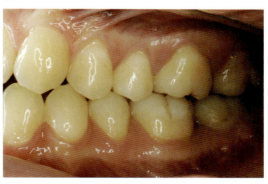

Key 3 規格性のある記録と検証

1. 最初の一歩は記録から：これがなければ始まらない

　歯科医院として、「患者と長くつきあう」ためには、従来型、すなわち、単に「治療記録」としてのカルテと「治療手段」としてのエックス線写真だけでは不十分です。口腔内写真やその他の様々な記録をとり、それを検証することによって患者や明日の診療にフィードバックする。それにより新時代の歯科医院＝ホームデンティスト・プロフェショナルになることができます。

2. 患者の変化を継続的に記録することの意義

①「現状」と「変化」を患者に伝えることから信頼は生まれる

　口腔内の疾患は患者の自覚症状に乏しく、初期う蝕、歯肉炎、歯周炎に罹患していることを知らない場合がほとんどです。そこで、規格性のある口腔内写真やエックス線写真を使って丁寧に説明していくと、最初の信頼関係が生まれます。そのためには、来院患者全員を対象に同様にとることが基本です。

　患者の多くはそれまでに何度もエックス線写真検査を受けていますが、筆者の経験ではほとんどの患者が丁寧な説明を受けたことがありません。説明時には正常像や異常像を先に見てもらった後に患者自身のエックス線写真を見てもらうと自分の状況を短時間で理解してもらえます。特に歯周病の場合は、患者に理解してもらわない限り治療の成功はみこめません。

　図1-1-10a～fは、当院で用いている患者説明用のソフトの一部です。まずは、

【Step1】健康な歯肉と炎症のある歯肉、健康なデンタルエックス線写真とう窩や歯周病に罹患している場合のエックス線写真の例を見せる

　↓

【Step2】口腔内写真やデンタルエックス線写真の見方を理解してもらう、

　↓

【Step3】患者自身の口腔内写真やエックス線写真を見てもらう

と理解が早まります。毎日の臨床では説明にできるだけ余分な時間を費やさないための工夫が大切です。

　また、継続的に患者にもその変化を説明することが大事です。

　今日では初診時に患者自身の現状を確認してもらい、治療計画を説明する歯科医院が増加しています。そのためのソフトウエアも開発されています。しかし、継続的に来院している患者の変化までを説明している歯科医院は、まだまだ多くありません。

　特に歯周治療では、口腔衛生指導、スケーリング、ルートプレーニングによって歯周組織や歯槽骨に変化が現れます。その変化を口腔内写真やエックス線写真で見てもらうことにより、さらに信頼関係を深くすることができるのです（図1-1-11）。

記録により、患者の現状を伝えることから信頼関係づくりを始める

【Step1、2】一般的な例を見せる・見方を理解してもらう

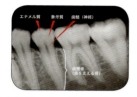 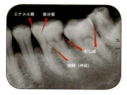 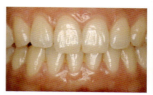 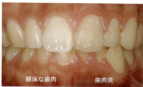

図 1-1-10a、b　デンタルエックス線写真を説明する際には、正常像（a）とう窩が映っている像（b）を見せてから患者自身のエックス線写真を見てもらうと理解が早い。他に歯石や根尖病変などのデンタルエックス線写真も準備する。

図 1-1-10c、d　口腔内写真を見せる際にも、あらかじめ健康な歯肉（c）と炎症のある歯肉（d）を患者さんに見てもらうと理解が早まる。

【Step3】他の例と比較しながら本人の資料を見せる

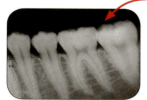 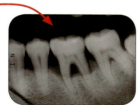

図 1-1-10e、f　歯周炎の説明の際には、健康なエックス線写真と進行したものを見せ、「この違いがわかりますか」と聞いてからご本人のエックス線写真を見てもらうと、瞬時に自分の状況を理解していただくことができる。

記録で継続的な変化を説明し、成果を分かち合い、信頼関係を深める

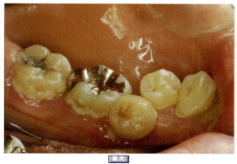 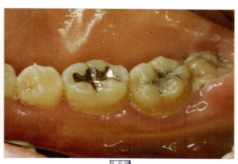
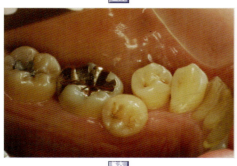 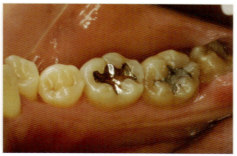

図 1-1-11　初診時と1回目のメインテナンス時の比較写真（ウィステリア Photo）。下顎舌側の変化がわかる。規格性のある口腔内写真で説明することの意義がここにある。

Key 3 規格性のある記録と検証！

②記録の本当の意味

再現性のある記録を用いた患者への情報提供自体が、従来のホームデンティストの一歩先を行くことになるのですが、記録の本当の意味は、患者への情報提供ではなく、歯科医院の臨床を様々な視点から振り返る＝検証にあります（図1-1-12）。

一人ひとりの患者の1年後、5年後、10年後を振り返ってみることで診断や処置が正しかったかどうかが見えてきます。ホームデンティスト・プロフェッショナルでは、患者と長く接するため、将来を見越した診療が不可欠です。つまり、時間軸で考えることが求められるのです。そのための手段が記録です。

また、振り返りの対象を「個」ではなく、「群（歯周病の進行度別、喫煙・非喫煙別、担当者別など）」で見ることで、その「群」の特徴を把握することができるようになります。さらに視点を広げることで、疾患や歯科臨床の全体像も理解することができます。ホームデンティスト・プロフェッショナルは記録がなければ、始まらないのです。

記録の意味

1. 線の記録
1人の患者の記録

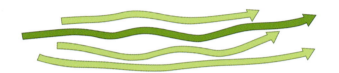

2. 群の記録
共通項の患者の記録

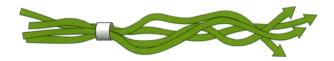

3. 面の記録
歯科医院全体の患者の記録

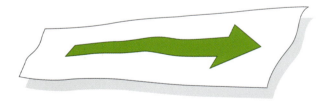

図1-1-12 記録には、1.一人の患者の情報を記録する「線」の記録、2.喫煙患者、非喫煙患者などの共通項で絞り込む「群」の記録、3.全体像を示すことができる「面」の記録の3つの意味がある。2.の様々な「群」の記録によって、例えば喫煙者は歯周治療に対して治りが良くないことなどが理解できる。さらに、3.の全体像からは、歯科医院の総合力や疾患の全体像が浮かび上がってくる。

3. 歯科医院で得られる記録とは

記録には、口腔内写真やデンタルエックス線写真だけではなく、臨床検査結果（DMF歯数、残存歯数、プロービング）のような「数値データ」、来院歴、歯科衛生士の業務記録のような「数値以外のデータ」があります（**図 1-1-13**）。ここでは、より具体的に様々な記録について述べてみます。

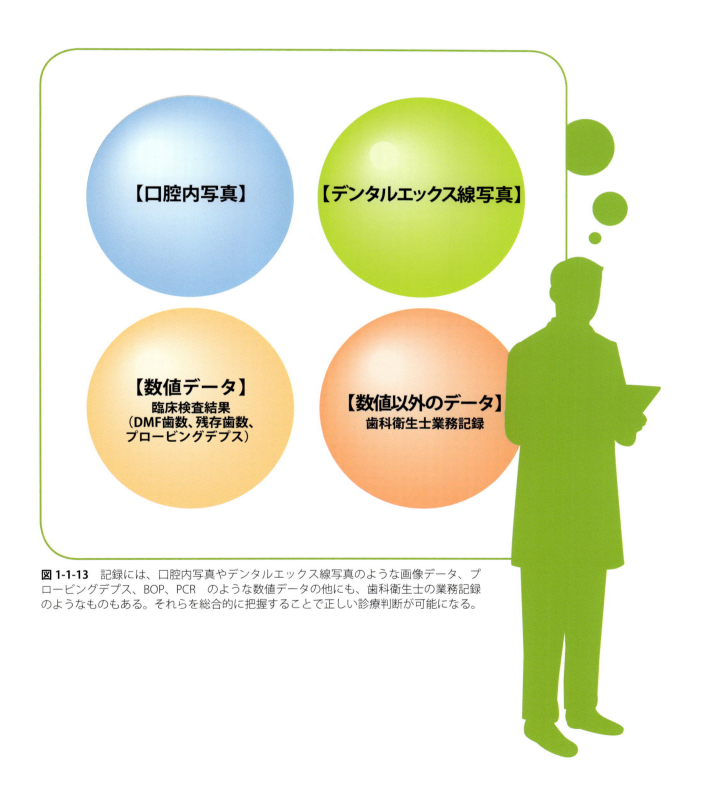

図 1-1-13 記録には、口腔内写真やデンタルエックス線写真のような画像データ、プロービングデプス、BOP、PCRのような数値データの他にも、歯科衛生士の業務記録のようなものもある。それらを総合的に把握することで正しい診療判断が可能になる。

Key 3 規格性のある記録と検証！

①口腔内写真：もはや「発表用」ではない。すべての患者の変化を追うための資料として撮影する

従来、商業雑誌などに掲載されている口腔内写真は、特定の患者に関する発表用の記録でした。しかし、ホームデンティスト・プロフェッショナルでは、規格性のある口腔内写真を基本的に「全員にとる」ことが重要です。

a. 顔写真を含めた4枚法と9枚法が基本です。
b. 口腔内写真は、基本的にスタッフが一人で5分以内に撮影します。
c. 撮影時期は、説明のためにできるだけ初診時に撮影します。その後は再評価時、メインテナンスでは、約3年毎に撮影を行っています。

初診時の写真は、歯肉の炎症、残存プラーク、歯石など、普段目に見えないところまではっきりとモニター上で確認できるため、歯周治療へのモチベーションには欠かせない資料となります（図 **1-1-14**）。

処置後の変化を見るためには、規格性をもって撮影することが求められます。図 **1-1-15** のように初診時と比較して明らかな改善がある場合は、患者への強力なモチベーションとなります。規格化されていることで、歯肉、歯、歯列などの経年的な変化を知ることができます。

②デンタルエックス線写真：生体と細菌のバランスが改善されたかを判断するために有効な資料

歯周治療においては、デンタルエックス線写真10枚法（14枚法）が基本です。パノラマエックス線写真は、歯石や歯槽骨の詳細がわかりづらいため不適切です。できる限り平行法で撮影します。口腔内写真と同様に、経年的な変化を比較できるように規格化して撮影します。

歯周治療の目的は、細菌と生体のバランスを改善することですが、その結果を判断するには、適切に撮影されたデンタルエックス線写真が有効です（**第2章参照**）。

> 初診時の口腔内写真は、歯周治療へのモチベーションに欠かせない資料

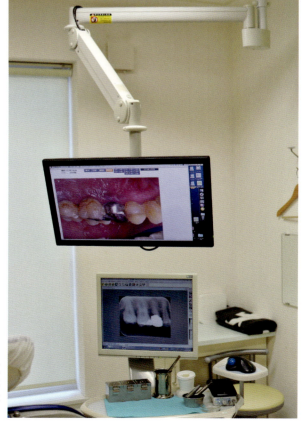

図 1-1-14　たきさわ歯科クリニックでの例。診療の際には、デンタルエックス線写真と共に口腔内写真も常に表示されている。大きなモニターに表示できるので患者の理解も確実なものとなる。

規格性のある写真で処置後の改善を患者に示し、モチベーションにつなげる

【初診】

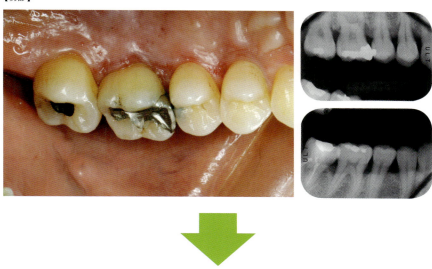

【歯周治療後】

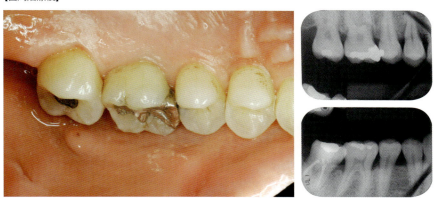

図1-1-15　初診時と歯周治療後（初診から1年3ヵ月後）の右側上下口蓋側の口腔内写真とデンタルエックス線写真。炎症が改善し、歯槽骨が回復していることがわかる。

Key 3 規格性のある記録と検証！

③臨床検査結果など：子供や成人の歯周病・予防管理に不可欠な客観的データ

ⓐ DMF歯数、残存歯数

私達が最も基本と考えているのが、DMF歯数と残存歯数です。子供のう蝕予防管理の成果を把握するにはDMF歯数が欠かせません。同様に、成人の予防管理の成果の把握には残存歯数の情報が不可欠です。

残存歯数は歯周治療やメインテナンスの効果を知る真のエンドポイントとして、常に最新の値を記録しておかなければなりません。図1-1-16は日本ヘルスケア歯科学会が開発、販売しているデータベースソフト（ウィステリアPhoto）ですが、数値データの記録にはこのようなデータベースソフトを活用することが望ましいと思われます。

ⓑ 歯周病進行度、歯周精密検査

図1-1-17は同じくウィステリアPhotoの画面です。ウィステリアに入力されている初診患者の歯周病進行度を調べてみると、どの年代でも重度の患者が少ないことがわかります。喫煙、非喫煙別に分けて検索すると、バイアスの問題はありますが、喫煙の影響が大きいことが自院のデータでも確認することができます（図1-1-18）。このような自院のデータがあれば患者への説明も自信を持って伝えることができます。

歯周精密検査のデータをデータベースに入れておけば、その患者の状態を時間軸で見ることができるようになります。メインテナンスの間の体調や生活環境の変化などもわかることがあり（図1-1-19）、将来、歯科医院全体での歯周治療の成果を調べる際にもデータベースソフトが活躍します。

【DMF歯数と残存歯数】

DMF歯数と残存歯数は、治療効果を知るための真のエンドポイント

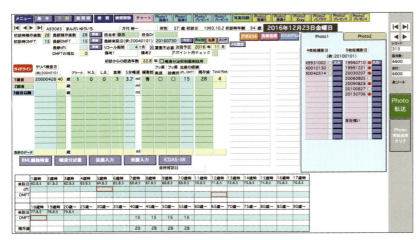

図1-1-16　ウィステリアPhoto：う蝕画面。

【歯周病の進行度】

自院のデータの蓄積があれば、自信を持って説明できる

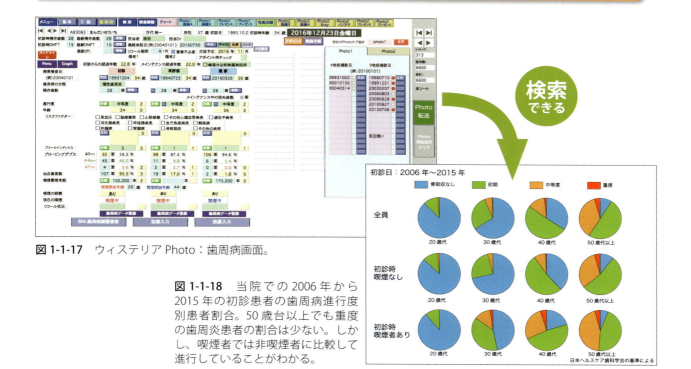

図 1-1-17　ウィステリア Photo：歯周病画面。

図 1-1-18　当院での 2006 年から 2015 年の初診患者の歯周病進行度別患者割合。50 歳台以上でも重度の歯周炎患者の割合は少ない。しかし、喫煙者では非喫煙者に比較して進行していることがわかる。

【歯周精密検査】

メインテナンス期間中の体調や生活の変化も追える

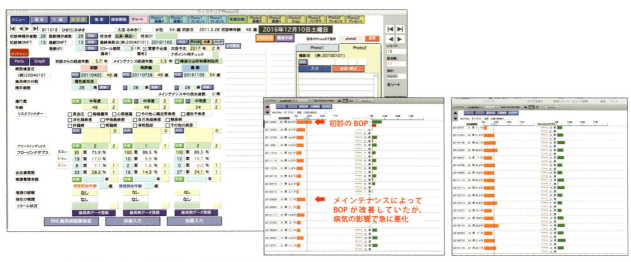

図 1-1-19　初診時 47 歳の女性患者。歯周治療後いったん口腔内の状況が良くなったが、その後精神的な病気にかかってしまい、ホームケアの状態が良くない。何とかメインテナンスには応じてもらっている。

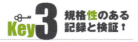

ⓒ 喫煙経験：歯周治療のために不可欠

歯周病の進行には喫煙が大きな影響を与えるため、歯周治療を始める際には必ず喫煙経験を把握しておかねばなりません。当院では、初診時に一般的な問診と共に、歯磨き習慣や喫煙習慣の問診票を用意しています（**図 1-1-20**）。データベースには、喫煙の経験、喫煙総本数、禁煙の有無なども入力しておきます（**図 1-1-21**）。

【喫煙経験】

歯周治療では、喫煙経験の把握は MUST！

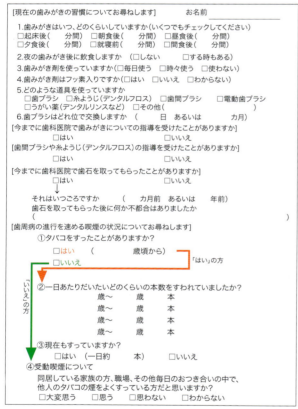

図 1-1-20　当院で初診時に用いている歯磨き習慣と喫煙習慣に関する問診票。

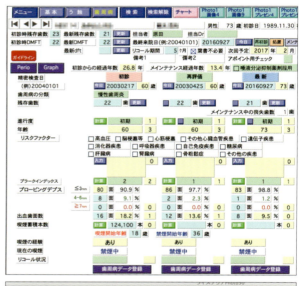

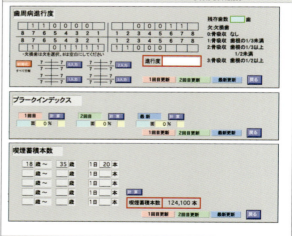

図 1-1-21　ウィステリア Photo：歯周病画面と喫煙本数計算画面。

④歯科衛生士の業務記録：患者の"人"情報を共有するために

記録は、口腔内写真、エックス線写真のような画像データ、DMF歯数、残存歯数、歯周精密検査のような数値データだけではありません。歯科衛生士の業務記録（以下サブカルテと表記）のようなアナログ的な資料も重要な記録です（図1-1-22）。

業務記録といっても処置内容だけを記録するのではなく

a. 患者の生活環境や全身状態の様子
b. 口腔内の状況、処置内容など

歯科衛生士でなければわからない事柄をできるだけ多く、かつ簡潔に記述します。

院長、あるいは担当歯科医師はその歯科衛生士のサブカルテを読むことによって、口腔内の状況だけでなく患者の全体像を把握できるようになり、それによって患者情報が歯科医院内で共有できます。

サブカルテには、「ここは丁寧で良心的で優しい。もっと早く来ればよかったわ」「（次回も）あなたいる？よかった、いつも丁寧にしていただいてうれしい。ここへ来るの楽しみなんです」「この子、歯医者さんに来るのが好きなんですよ。他にこんな子いますか？」というような患者からの感謝の言葉も書かれており、院長としても嬉しくなることがしばしばあります。

院長として、診療が終わってから時間をかけてスタッフのサブカルテをすべて読み、コメントを書き入れるのは大変な作業ですが、このような作業を通じてスタッフは院長の本気度を知ることにもなります。筆者らの集まりでは、朝歯科医院の鍵を開けるのも、帰りに鍵を閉めるのも院長という人がほとんどです。

【サブカルテ】

図1-1-22 サブカルテの一例。

サブカルテにより口腔内の状況だけでなく、患者の全体像を把握、共有できる

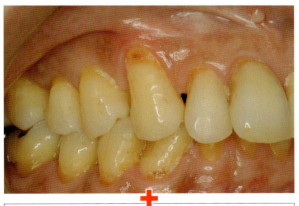
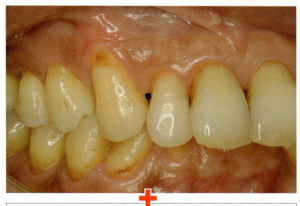

⑤来院履歴：データベースによる管理で患者のメインテナンス状況が即座にわかる

ホームデンティスト・プロフェッショナルでは、メインテナンスが欠かせません。しかし、定期的にメインテナンスに来ているかどうか、最終のメインテナンスが何時だったかを正確に調べるために、毎回カルテを用いるのは非現実的です。ウィステリアPhotoでは、来院履歴をデータベースに入力して管理しておけるため、自院でのメインテナンスの結果を簡単に知ることができます。

図1-1-23aは、1993年から来院されている患者です。直近の6年間を見れば、ほぼ3から4カ月毎のメインテナンスにきちんと応じられていることがわかります。また、この基本画面では、家族単位の来院状況も把握できます。

図1-1-23bは、直近の6年間に、毎年2回以上メインテナンスに来ている患者を検索中の画面です。同様に、メインテナンスに来ていない人も検索することができるので、メインテナンスの効果を比較して調べることも可能です。このように、来院状況をデータベースに入力して管理すれば、様々な情報を得ることができます。

【来院履歴】

来院履歴から自院のメインテナンスの結果を即座に検索できる

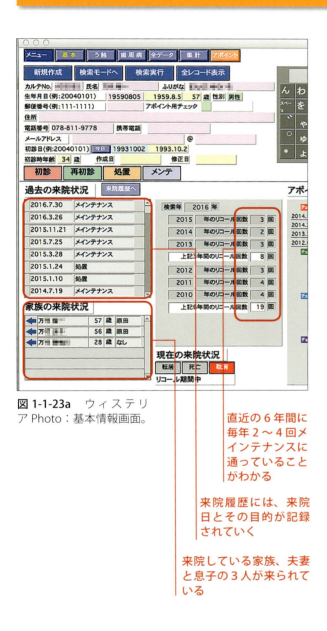

図1-1-23a　ウィステリア Photo：基本情報画面。

直近の6年間に毎年2〜4回メインテナンスに通っていることがわかる

来院履歴には、来院日とその目的が記録されていく

来院している家族、夫妻と息子の3人が来られている

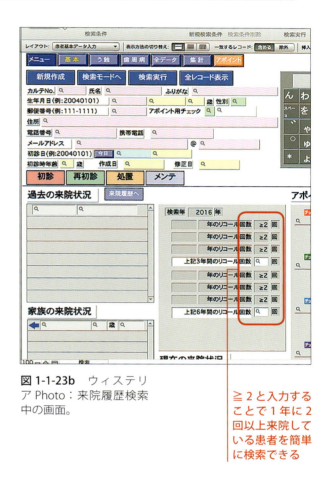

図1-1-23b　ウィステリア Photo：来院履歴検索中の画面。

≧2と入力することで1年に2回以上来院している患者を簡単に検索できる

Key 4 チーム医療

1. 連携し、補完しあう！チームで行う歯科診療が大前提

従来は「○○先生は上手だから」「△△先生はしっかり診てくれるよ」と、歯科医師の評判がホームデンティストとして認められる条件でした。また、マイハイジニストという言葉があるように、ホームデンティストには、担当の歯科衛生士がいればよいという言い方もあります。

しかし、ホームデンティスト・プロフェッショナルでは、歯科医院単位で一人の患者を受け入れることが大前提です。歯科医師や歯科衛生士が治療を行うのは確かですが、診断や治療だけでなく、患者を長期にわたって気持ちよく受け入れるためには受付や歯科助手、歯科技工士も含めて歯科医院全体で支援できなくてなりません。

「○○歯科医院はみんなが素敵でいいよ！」「△△歯科クリニックに行くとほっとする」などのように、歯科院単位で評価されるようになりたいものです。そのためには、歯科医院内のチームワークの良さが求められます。

2. どうしてチーム医療が必要なのだろう？

①う蝕、歯周病の病因論こそがチーム医療の根拠である

ⓐう蝕

従来、う蝕治療＝「う窩の治療」でした。しかし、今ではう蝕症とは脱灰と再石灰化のバランスが崩れて歯面から脱灰が進むことと理解されるようになりました。すなわち、う蝕治療は①脱灰と再石灰化のバランスの改善とその維持、②結果として生じてしまったう窩の治療、の2つに分けることができます。ホームデンティスト・プロフェッショナルでは、①の治療が不可欠であり、そのためには歯科衛生士やスタッフとのチーム医療を行わなければなりません（**図 1-1-24**）。

ⓑ 歯周病

第1巻でも述べたように、細菌と生体のバランスを生涯にわたって良い状態を維持することが歯周治療の本質です。そのためには、歯周基本治療や長期にわたるメインテナンスを確実に行える歯科衛生士とのチーム医療が不可欠です（**図 1-1-25**）。

②より多くの患者を受け入れるために

自分の得意分野を活かし、限られた患者を対象にした歯科医院では、治療も予防もメインテナンスも歯科医師一人で行えるかもしれません。しかし、ホームデンティストとして家族単位で多くの地域住民の健康を守っていくためには、歯科医師と歯科衛生士を含むスタッフが役割分担をして、一人ひとりの患者を歯科医院全体で受け入れるシステムを構築しなければ実現できません。

● う蝕、歯周病の病因論こそがチーム医療の根拠となる

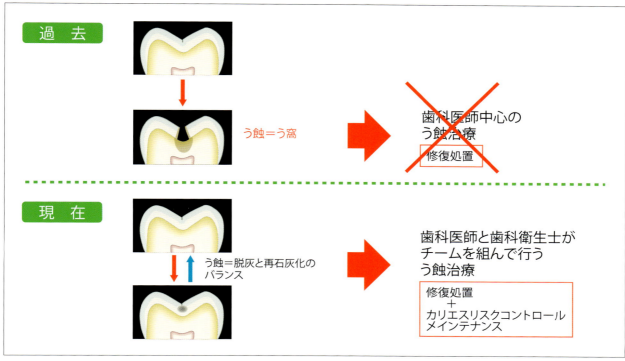

図 1-1-24　う蝕治療＝う窩の治療と考えられていた従来の治療の主役は歯科医師だった。
しかし、今は歯科医院全体でう蝕のリスクコントロールを行う時代となった。

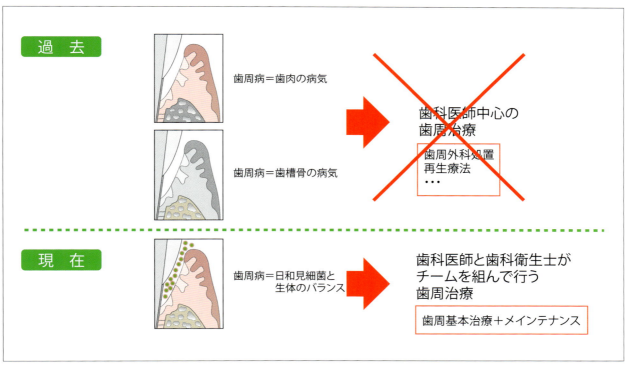

図 1-1-25　従来は、歯周外科手術や再生療法を行う歯科医師が主役だったが、今は歯科衛生士が
行う歯周基本治療こそが重要である。歯科医師は診療の司令塔として機能することになる。

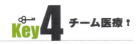

3. 歯科衛生士、歯科医師、院長の役割分担

「歯科医師の本業はしっかり治療することだ」「歯科衛生士は歯科医師の手伝いだ」と考えている方もおられることと思います。ですが、チーム医療では、それぞれに重要な役割があります。まずは、それがなければ、チームは円滑に機能しません。

また、歯科医師はう窩の充填や修復処置、歯内治療、補綴処置、外科処置などのいわゆる治療行為を担い、歯科衛生士はTBI、スケーリング、ルートプレーニングなどの処置を担当していますが、チームで仕事を行う場合にはこれら以外にもそれぞれ担うべき役割があります。ここでは、歯科衛生士、歯科医師、そして院長に分けて考えてみます。

①歯科衛生士の役割：患者の全体像把握と支援

歯周治療において、歯科医師に比べはるかに長い時間患者と接するのが歯科衛生士です。すなわち、患者を総合的に把握できる立場にいるので、患者の全身状態、性格、生活環境などを適切な問診を通して把握することが重要な役割となります。

修復処置と歯周治療の大きな違いは二つあります。一つは、修復処置は術者の処置で完結し患者側がすべきことはほとんどありませんが、歯周治療ではホームケアの改善、禁煙、生活環境の改善、定期的なメインテナンス受診など患者が自ら行動しなければならないことが多くあります。二つ目は、修復処置は処置完了で終わるが、歯周治療は歯周基本治療が終わった時点が「始まり」であり、ここからメインテナンスが続きます。その際に、患者を受け入れ、励まし、様々な変化に応じて専門家として支援することが歯科衛生士の重要な役割です（**図1-1-26**）。

②歯科医師の役割：総合診断

歯科医師の最も重要な役割は「総合診断」です。個々の患者に対してあらゆる情報を総合して考慮し診断を行います。ただし、これは8mmの歯周ポケットがあるから歯周外科を行う、3度の根分岐部病変があるから歯根の分割処置を行うといったように単に歯周病の病態だけで治療方針を決めることではありません。

患者の年齢、歯周病の病態、患者の感受性、喫煙の有無、さらには患者の全身状態、性格、生活環境なども考慮して治療方針を決定します。つまり、「病気のある生体」として対するのではなく、「生活する人」として治療方針を決定します（**図1-1-27**）。

その際には、歯槽骨の吸収や歯周ポケットの状態だけでなく、詳細な問診などの資料も非常に重要であり、担当する歯科衛生士と綿密な検討を行いながら最終判断を行います。そして、常に歯科医師は、最終責任を負う立場にあります。

総合診断を的確に行うためには、口腔内写真、エックス線写真、歯科衛生士のサブカルテが歯科医院に蓄積されているだけでは不十分です。毎日それらの資料に目を通して患者に関するすべての情報を把握しておかなければなりません。

③院長の役割：チームの総合力育成

院長には、歯科医師としての総合診断だけでなく、チームの総合力を高めることが重要な役割です。その最も重要な役割はスタッフの育成です。歯周治療においては、プロービング、歯肉縁下歯石の探知能力、スケーリング、ルートプレーニングの技術などの差がそのまま治療結果に影響し、しかもそれらの技術や患者に対する配慮など短期間では習得できません。時間をかけて育成することが院長の大切な役割です。

育成したスタッフが数年毎に辞めていけば、毎回一から出直しとなってしまいます。スタッフが10年、20年と継続して働ける環境をつくることも院長の役割です。働きがいがあり、結婚、出産しても働けるように歯科医院の環境を整えていかなければなりません。

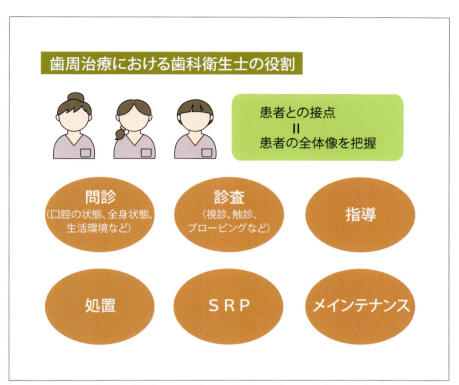

図 1-1-26 歯科衛生士が患者の全体像を把握することで、歯科医師が正しい判断を行うことができる。

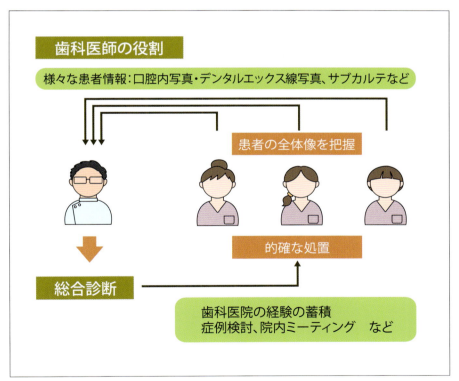

図 1-1-27 歯科医師はすべての情報から総合診断を下し、それを歯科衛生士にフィードバックすることで歯科医院の総合力が高まる。

Key 5 熟練した歯科衛生士の育成

1. 治せる歯科衛生士

　治せるから仕事が楽しい、治せるから自信を持って診療できるし、余裕を持って患者を受け入れることができます。いつまでたっても治りが悪い、患者から信頼されないでは、歯科衛生士の仕事も面白くないと思います。

　また、院長が歯科衛生士の本当の素晴らしさを知らないがために、歯科衛生士の役割はこれくらいでよいと、大きな壁をつくっている事例もあります。実力のある歯科衛生士の仕事を見たことがない院長はそこで止まってしまいます。本シリーズ第1巻の症例などをしっかりと読み込んで目標を設定してください。

　新人の歯科衛生士にすべてを要求することはできませんが、第1巻に提示された症例のようにかなり重度な患者さんが来られた時にもきちんと治せるよう、高い目標を持って院長も歯科衛生士もがんばってほしいと思います。

2. 熟練した歯科衛生士の育成のために

　言葉で言うのは簡単ですが、熟練した歯科衛生士を育てることは5つのKeyの中で最も困難なことだと思います。せっかく慣れてきたのに結婚で遠くへ行くことになった、家族の病気、転勤などで勤められなくなった、など様々な原因で歯科衛生士が退職することもあります。真面目な人でも、なかなか上達しないこともあります。院長は、そこをじっと我慢して諦めずにがんばってほしいと思います。

WHY HOME DENTIST PROFESSIONAL ?
ホームデンティストである理由①

地域に一つの存在ではなく、皆が仲間！
トモニイコウ！

丸山和久

　私が藤木先生をはじめとする関西の諸先輩方（関西ヘルスケアなど）と知り合い、たくさんのことを学ばせていただくようになってから15年の月日が流れました。先輩方は、当時、新参者の私をとても温かく迎えてくださりました。初心者の相談や意見にもしっかり耳を傾け、適切なアドバイスをいただきました。けっして押しつけがましくなく、スマートに・・・その姿に憧れました。

1. 志を共にする仲間がいることの心強さ

　同じ診療スタイルを志す仲間は、今では先輩、同輩、後輩に関わらず、大学や勤務先、地域を同じくする方々より身近な存在となっています。幸いなことに、私には同じ地域に藤木先生をはじめ、コアな仲間が3人もおり、心強い限りです。最近では、若手を誘っての集まりも増えてきました。各人・各医院でのトピック、器具材料、医院経営にとどまらず、保険の解釈、地区行政との関わり、スタッフ異動についての相談など多岐に渡る情報交換を行っています。さらに、近くに仲間がいることでスタッフ間の交流、合同勉強会、共同で外部講師を招き勉強会を行っています。

　私も含め地域の仲間4人の医院は、規模的にも似通っています。どこもチェア5台、歯科医師1～2名、歯科衛生士5人以上でスタッフ総勢10人前後です。平均的な歯科医院よりは少し大きめといったところでしょうか。それぞれ「盛業中」で、そのうち2院は最寄りの医院同士だったりします。ちなみに1院の来院者数ですが、私の医院ではチェア5台のうち3台を歯科衛生士専用チェアとして、1時間枠のアポイントでメインテナンス、歯周治療に使用しています。1年間に来院される約2,000人のうち、メインテナンスで来院される方が約60％で1,200人です。これが1,500人になってくると同じ規模、同じ診療スタイルのままでは対応できないのではないかと思います。

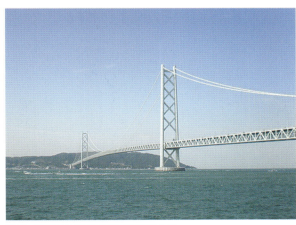

図①　神戸市垂水区にある明石海峡大橋。

WHY HOME DENTIST professional ?
ホームデンティストである理由①

地域に一つの存在ではなく、皆が仲間！
トモニイコウ！
丸山和久

2. ホームデンティストは、地域に複数必要な存在

　地元の神戸市垂水区に限らず全国の仲間たちは地域の良医であると信じています（**図①〜③**）。先進的な器材を駆使するエキスパートや特別な手技を駆使する名医も必要ですが、本書で述べるチーム医療を展開するホームデンティスト・プロフェッショナルが数多くいることが地域のためになると信じています。

　では、このようなホームデンティストの数はどれぐらい必要とされるのでしょう。私の地元を例にとって大まかに考えてみます。神戸市垂水区は三宮などの市内中心地から電車で20〜30分、人口約22万人の住宅街です。地域的に見て昼間の人口はぐっと減るはずです。従来「定期的にメインテナンスなどで継続して歯科受診をする可能性のある人は30％」と言われています（私達はその割合を増やしていきたいですし、それを徐々に増やしつつある実感を持っています）。ここでは単純に220,000（人）×30（％）＝66,000（人）とします。私の医院の例で恐縮ですが、この66,000人を先の1,200で割ると　66,000÷1,200＝55医院が必要となります。実は神戸市垂水区内の歯科医院数は110医院ですので、ちょうど半分になります。概算ではありますが、いずれにしても4医院が頑張っている程度ではまだまだ不十分です。

3. 地域の患者を一医院だけでは背負いきれない

　実際のところ、私達の話題の一つは、「来院者数が増えてアポイントがとれない。どうしよう？」です。誇大な広告をせずとも真面目に取り組んでいれば、来院者数は必ず増加してきます。ある程度はチェアの増設や歯科衛生士の雇用・教育で対応するのですが、それも限りがあります。とにかく拡大路線、1番をめざし、孤軍奮闘するのも一つのやり方ですが、特にテナントでの開業が多い都市部ではなおさら難しいかと思います。そんな時に同じ地域の他の医院を巻き込めないかなあと思わず考えてしまいます。それぞれの得意分野で地域のナンバーワンをめざすのもひとつですが、ホームデンティスト・プロフェッショナルという意味では近くに仲間がいる、増えていくのが自然な姿だと思います。しょせん1人で背負いきれないことをしようとしているのですから。そしてそれが地域の人たちにとっては幸せなことなのではないでしょうか。〜トモニイコウ〜

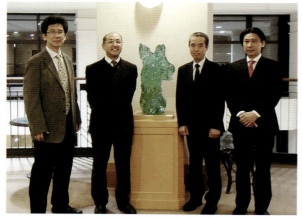

図②　自称、日本ヘルスケア歯科学会神戸市垂水支部のメンバー。

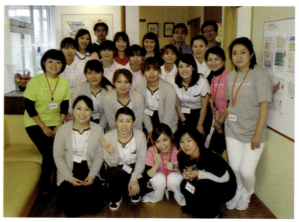

図③　地域に仲間がいると、口腔内写真や歯周組織検査の練習など様々な医院間の交流をすることができる。

WHY HOME DENTIST PROFESSIONAL ?
ホームデンティストである理由②

ホームデンティストだからこそ、
地域社会との連携ができた

高橋 啓

　日本がかつてない高齢社会を迎えていることは、皆さんがご存じの通りです。その中で、読者の方は実感されているでしょうか？最近では、多職種連携がとりあげられることも多くなり、その必要性がクローズアップされてきています。私は、ホームデンティスト・プロフェッショナル（ヘルスケア歯科診療）として、地域社会と密接に関わる取り組みを始めています。本欄では、その取り組みをいくつかご紹介したいと思います。

1. 地域にでてわかった！ホームデンティストの強み
①過去の記録が整理されているからこそできる

　ヘルスケア歯科診療をしている歯科医院であれば、過去の記録（資料）が整理されています。それゆえ、現時点で来られていない患者さんでも、過去に来院されていればすぐ確認できます。その資料から、状況を聞いて対応を考えることができます。デンタルエックス線写真と口腔内写真があって初めてなせることです。それが高齢者の対応で威力を発揮します。介護の専門職からの「この人のかかりつけは、たかはし歯科と聞きましたが、こんな状況で口腔のアドバイスがほしいのですが・・・」との問い合わせにも対応できます。

②歯科職として歯周治療に根ざした口腔ケアを実践できるから、認められる

　歯周治療を基礎とした口腔ケアができるのは、歯科だけだと思います。ただブラッシングをするだけなら、他の職種でも可能です。口腔ケアの普及と共に、ブラッシングの上手な他職種の方も見かけるようになりました。しかし、私達はプリントアウトしたデンタルエックス線写真（図①）10枚法を見ながら、今後のことも考えながら口腔ケアを行っています。在宅でも施設でもエックス線写真が撮影可能であれば10枚法で撮影して、口腔ケアを行うようにしています。トラブル部分のみの対応では、今後どの歯に何が起こるか予測ができません。時間軸を考えた対応は、在宅でもとても大事な考え方です。

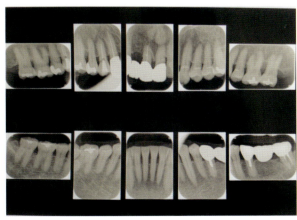

図①　デンタルエックス線写真10枚法は、プリントアウトして持っていく。

WHY HOME DENTIST professional ?
ホームデンティストである理由②
ホームデンティストだからこそ、地域社会との連携ができた 高橋 啓

③健康な頃から関わっているため、患者や家族からの信頼が厚い

最近は、ケアマネジャーがかかりつけの歯科を聞いてくれることも多くなりました。そうした場合、当院に連絡がきます。保険診療であっても、訪問歯科診療は歯科医院より費用が高く設定されています。しかし、今までの信頼、家族が通っている信頼があると、高くなった費用に疑いの目が向けられることがありません。これが、まったくの初診の人を訪問する場合は、あらかじめ費用のことも説明しておかないとトラブルになることがあります。健康な時の信頼関係は、とても大事です。

2. ヘルスケアの考え方から広がる地域連携

私は、日本ヘルスケア歯科学会で色々なことを学びました。今は、口腔に関する講演も「わかりやすい」と言っていただき、介護関係からも数多くの依頼をいただきます。これは元々上手だったわけではなく、ヘルスケアで様々な機会に発表させてもらうことで、少しずつ育ててもらったからです。直接的ではありませんが、とても感謝しています。また、同学会の「医院皆でチーム診療」というコンセプトも非常に素晴らしいものがあります。地域に置き換えるなら「地域みんなで包括ケア」となります。地域の色々な職種を尊重しながら、連携していくことはとても大切です。そうやって、地域で口腔の多職種連携勉強会を始めて5年越えました。過疎の小さな町で、色々な専門職が2ヵ月に1回約100人集まってくれます（他の勉強会ではあり得ない状況です：図②）。だからこそ、私達は手抜きをせず、できるだけ良いものを皆に提供すべく、頑張らないといけません。昨年は1年かけて、摂食嚥下トレーニングの簡易バージョンをまとめた「愛南はつらつ口腔体操」をつくりました（Youtubeにもアップされています：https://www.youtube.com/watch?v=TfCesetowDw：図③）。これは愛南町の管理栄養士、保健師、愛南町の歯科医師会有志が何度も原案を練り、地元のクリエイターが映像を撮影編集をし、地元のミュージシャンが音楽をつくってくれています。また、地元高校の放送部がナレーションを入れてくれました。色々な連携の一つの形です。その中心メンバーとして高橋が一翼を担っております。こんな連携もヘルスケアから発展した一つの形かと思います。

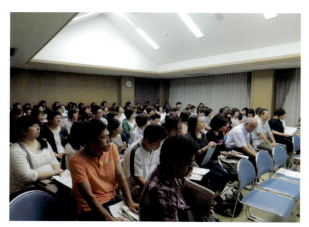

図② 愛南町口腔ケア研究会。

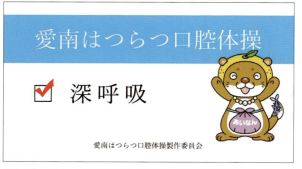

図③ 「愛南はつらつ口腔体操」。愛媛県南宇和郡愛南町で作成した口腔体操普及啓発動画。地域連携の一つの形である。

第2章

実践編

初めの一歩を踏み出そう

自分色ホームデンティスト・
プロフェッショナルの
歯科医院づくりを始めるために

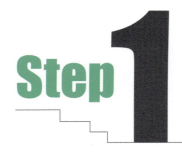

Step 1 歯科医院の目標を決める！

1. 自分の目標は自分で考えよう

今日、様々なセミナーでは「こうすれば一番！」「これが成功の秘訣！」と、あたかも、一つの正解があるような文言が溢れています。しかし、地域に密着した歯科医療を行うホームデンティスト・プロフェッショナルの目標は、そう短絡的にはいきません。

①地域、患者層、歯科医院の規模、経験、歯科医院総合力

理由の一つは、開業地域がそれぞれ異なるからです。例えば、都会、郊外の住宅地、地方（町村部）、などの違い、あるいはう蝕の罹患率や歯周病の進行度、喫煙の割合など口腔衛生に関する関心度が地域で異なる場合もあります。年齢分布も、若い人口が多い地域と、高齢化している地域もあります。そのような様々な地域や患者層を配慮し、最も有効な健康維持の目標を考える必要があります。

②自分の歯科医院と同じ理想的な目標はない

次に、歯科医院の規模や経験も違います。小規模な歯科医院と大規模な歯科医院、開業してからの年数、スタッフの経験年数はそれぞれ異なるため、すべてを同じように考えるとどこかで無理が生じてきます。

③歯科医院は常に変化している

つまり、一つの理想的な目標とする歯科医院像は存在せず、開業した地域や経験年数などに応じて目標を自ら考えなければなりません。しかも、院長やスタッフの経験、地域環境など変化しているので、常に考え続ける必要があります。

とは言っても、すべてを一から考えるのは大変です。筆者の所属する日本ヘルスケア歯科学会には、ホームデンティスト・プロフェッショナルを実践している歯科医院が各地で活躍しています。そのような歯科医院に見学に行き、参考にすることはとても素晴らしい方法だと思います（**図 2-1-1**）。

図 2-1-1　色々な医院を参考にしてみよう。

たかぎ歯科医院

[所在地] 神戸市東灘区田中町 1-11-19-203
[開業年] 平成 10 年 4 月（1998 年 4 月）
[チェア台数] 6 台
[スタッフ構成] 歯科医師：1 名
歯科衛生士：7 名　歯科助手：2 名

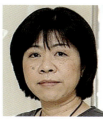
院長　高木 景子 54 歳

[医院の特色や目標など]
生涯おいしく食べ、話し、笑えるように患者さまのお口の健康を守るお手伝いをしています。
[開業している地域特色]
住宅地区の駅前にあります。進学校や大学が多くあり、若い世代が比較的多く居住しています。

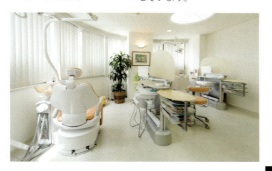

西すずらん台歯科クリニック

[所在地] 神戸市北区北五葉 1-1-1 西鈴神鉄ビル 1F
[開業年] 平成 22 年 7 月（2010 年 7 月）　[チェア台数] 7 台
[スタッフ構成] 歯科医師：常勤 2 名　非常勤 4 名
歯科衛生士：常勤 5 名、非常勤 1 名　歯科技工士：常勤 1 名
歯科助手：常勤 4 名、非常勤 5 名

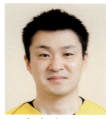
院長　中本 知之 40 歳

[医院の特色や目標など]
ヘルスケア歯科診療を地域社会に広めることを医院の理念としています。患者さんはもちろんの事、歯科医療従事者に広めていくことも活動の一環と考えています。
[開業している地域特色]
神戸市北区：郊外のベッドタウン。場所が駅前ということもあり、遠隔地の方や自営業の方など比較的幅広い患者層です。

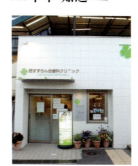
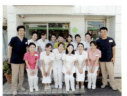

てらだ歯科クリニック

[所在地] 兵庫県姫路市白浜町宇佐崎中 2-516
[開業年] 平成 10 年 5 月（1998 年 5 月）　[チェア台数] 8 台
[スタッフ構成] 歯科医師：常勤 3 名、非常勤 2 名
歯科衛生士：常勤 6 名、非常勤 5 名
歯科助手：常勤 4 名、非常勤 2 名

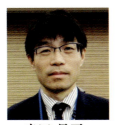
院長　寺田 昌平 51 歳

[医院の特色や目標など]
歯科医療を通して世の中の発展と繁栄に貢献し、併せて全員の成長を願います。運命共同体の同志とともに「健康を守り育てる歯科医院」を推進して広く社会に奉仕する。
[開業している地域特色]
典型的な住宅地の中

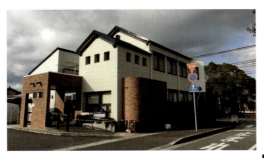

大西歯科

[所在地] 神戸市灘区山田町 2-1-1
[開業年] 昭和 60 年 6 月（1985 年 6 月）　[チェア台数] 5 台
[スタッフ構成] 歯科医師：1 名
歯科衛生士：常勤 2 名、非常勤 4 名
歯科助手：1 名　受付：1 名

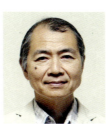
院長　藤木 省三 62 歳

[医院の特色や目標など]
医院の目標は、本来予防可能な病気であるむし歯と歯周病から歯を守って、多くの患者さんにいつまでもおいしく食べられ、楽しい生活をしていただくことです。最近は、健康を守る歯科医療を目指す若手の歯科医院への支援に力を入れています。
[開業している地域特色]
神戸の中心から電車で 10 分弱の住宅街です。開業当初に比較して地域全体が高齢化してきました。

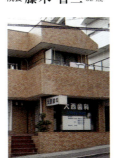

図 2-1-1　色々な医院を参考にしてみよう。

丸山歯科医院

［所在地］神戸市垂水区学が丘 4-25-1
開業年　平成 6 年 11 月（1994 年 11 月）
［チェア台数］5 台
［スタッフ構成］歯科医師：1 名　歯科衛生士：7 名（産休中 1 名）
歯科助手：非常勤 2 名　受付：1 名

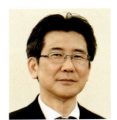
院長　丸山 和久 55 歳

[医院の特色や目標など]
開業して 23 年、中堅からロートルの域に入りつつあります。変化はチェア 3→5、歯科衛生士 0→7、院長年齢 32→54 です。若い歯科衛生士も多いので院長まだまだ頑張ります。

[開業している地域特色]
神戸市郊外の住宅地、最近近くに商業施設ができて賑やかですが歯科医院数の増加が著しい。

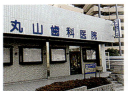
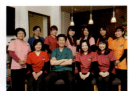

たるみ歯科クリニック

［所在地］兵庫県宝塚市中筋 8-13-5　宝塚すみれメディカルビル 2F
［開業年］平成 15 年 3 月（2003 年 5 月）
［チェア台数］10 台
［スタッフ構成］歯科医師：常勤 4 名、非常勤 3 名、歯科衛生士：常勤 9 名、
非常勤 3 名、歯科技工士：常勤 1 名、受付・助手：常勤 3 名、非常勤 3 名

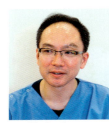
院長　樽味 寿 53 歳

[医院の特色や目標など]
ファミリーで受診される方が多いのが特色です。定期メインテナンスを通じて来院者の健康観が高まり、口腔のみならず、心身ともに健やかな方が増えることに寄与したいと考えています。また、それぞれが生まれ持った天然歯をなるべく保存することを治療の軸とし、来院者が安心でき、地域から信頼される歯科医療の提供を目標としています。

[開業している地域特色]
造園業の盛んなのどかな地域ですが、約 15 年前に区画整理され、商業施設や郊外型飲食店もできた新しい街です。大阪や神戸まで電車で約 40 分。近隣には新興住宅地もあり、幅広い年齢の方々が住んでいます。

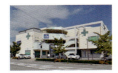

やまもと歯科クリニック

［所在地］神戸市須磨区行幸町 3-8-28
［開業年］平成 19 年 10 月（2007 年 10 月）
［チェア台数］5 台
［スタッフ構成］歯科医師：1 名
歯科衛生士　常勤 2 名、非常勤 4 名　受付・助手：2 名

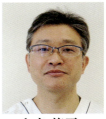
院長　山本 修平 42 歳

[医院の特色や目標など]
目標は日本歯科ヘルスケア歯科学会の認証診療所になることです。

[開業している地域特色]
神戸の中心から電車で 15 分ぐらいの住宅街で高齢者から乳幼児まで様々な年代が来院します。

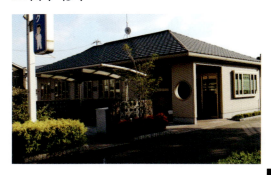

千草歯科医院

［所在地］福岡県北九州市八幡西区千代ヶ崎 3 丁目 14-19
［開業年］平成 10 年 5 月（1998 年 5 月）　［チェア台数］5 台
［スタッフ構成］歯科医師：1 名
歯科衛生士：常勤 2 名、非常勤 2 名
歯科助手：常勤 1 名、非常勤 1 名　受付：1 名

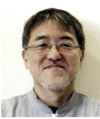
院長　千草 隆治 52 歳

[医院の特色や目標など]
安心安全な環境で基本的な治療や定期管理をきちんと行うことを目標としています

[開業している地域特色]
住宅地、学園都市で近隣に新たな宅地が造成中。

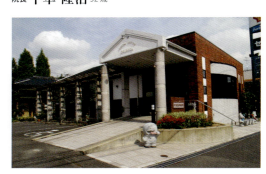

図 2-1-1 色々な医院を参考にしてみよう

まるやま歯科

［所在地］福岡県福岡市東区水谷2丁目50番1号 SJR千早1F
［開業年］平成26年6月（2014年6月）
［チェア台数］4台
［スタッフ構成］歯科医師：1名
歯科衛生士：常勤3名、非常勤1名　歯科助手：常勤1名、非常勤1名

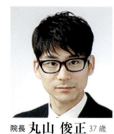

院長 丸山 俊正 37歳

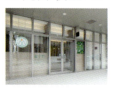

[医院の特色や目標など]
「健康な歯を健康なままに！」をスローガンとし、むし歯も歯周病も予防できる疾患であることを常に意識して診療しています。そのため、初診時からデンタルエックス線写真や口腔内写真など極力正確な検査を行い、それらを定期的に繰り返すことによって細かい変化を見逃さないように注意しています。子供はとにかくむし歯ゼロの大人に育ってもらうこと。大人は疾患をこれ以上進行させないことを目標にしています。

[開業している地域特色]
福岡市東部に位置し、駅の新設と共にここ10年ほどで地域開発の行われた比較的新しい地区に位置します。マンションの開発や行政施設の新設が進み、商業施設も増加傾向です。比較的若年層の人口が多く、子供も多い地域です。

たかはし歯科

［所在地］愛媛県南宇和郡愛南町城辺甲1916-1
［開業年］平成16年5月（2004年5月）
［チェア台数］5台（歯科衛生士専用2台）
［スタッフ構成］歯科医師1名
歯科衛生士5名　受付1名

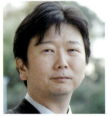

院長 高橋 啓 49歳

[医院の特色や目標など]
インプラント診療から在宅診療までこなすオールマイティな歯科医院です。「生涯メインテナンス」「シームレス診療」を目指しています。
[開業している地域特色]
医院の所在地は、愛媛県の中でもかなりの過疎地域です。愛南町（医院所在地）の人口は、22,646人で、高齢化率は、39.52％（平成28年10月末現在）です。

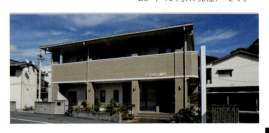

たきさわ歯科クリニック

［所在地］青森県青森市大字油川字浪岸3番地
［開業年］平成20年9月（2008年9月）　［チェア台数］4台
［スタッフ構成］歯科医師：1名　歯科衛生士：2名
歯科助手2名　受付：1名

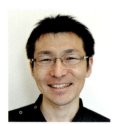

院長 滝沢 江太郎 40歳

[医院の特色や目標など]
成人では咬合崩壊ケースの（過去の）治療と、歯周治療や子供の予防といった未来に向けた治療を車の両輪として奮闘中！
[開業している地域特色]
来院者の半数くらいが家族に農業・漁業に従事する方がいる地域。各種健診結果からはう蝕有病者率が高い地域。子供も成人もなかなか歯科治療に行かず、どうしても困ってから来院する方が多い地域です。

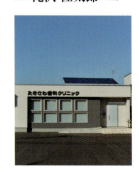

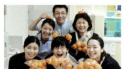

Step 1 歯科医院の目標を決める！

2. 自院の置かれている環境から考える

①地域、環境から考える

　ホームデンティスト・プロフェッショナルはその地域に合わせつつ口腔の健康を守る診療を心がけなければなりません。歯科医院の住民構成は、都会、都会から少し離れた近郊の住宅地、小都市、地方（町村部）ではそれぞれ異なっています。

　筆者の歯科医院のように都会に近い住宅地では、多くの住民は平日は仕事にでかけているため、平日の昼間は女性と高齢者が多く、夕方以降に子供達や通勤帰りの方が来られます。土曜日は、平日に来院できない比較的若い層の成人患者が多くなります。また、若い世代が多く住む新しい住宅地と古くからある住宅地では年代構成も変わってくると思います。

②歯科医院の立地条件（都会、郊外、地方都市など）

　また、同じ地域でも時代が変わると住民の年齢構成など変化が現れることもあります。実際、筆者の地域では、開業から30年が経過し、徐々に高齢の独居の方が増えてきました。

　町村部なら普段は時間の自由がききやすいかもしれませんが、農繁期や漁の時期によって来やすい時期と来にくい時期があるかもしれません。家族構成は核家族よりは3世代、4世代の家族が多いと思います。家族単位で診るホームデンティスト・プロフェッショナルの仕事はやりがいがあるでしょう。

　口腔の健康に対する意識や予約時間に関する意識の違いもあるでしょう。自分のやり方を押しつけるだけでは地域に受け入れられにくいこともあります。地域の状況を受け入れた上で思い描く歯科診療を少しずつ伝えていく姿勢が大切だと思います。

③来院患者の年齢層

　歯科医院の目標を考える際には、来院している患者の情報、特に年齢層を含む情報を把握することが大切です。**図2-1-2**は、筆者の医院の年代別の初診患者の年齢分布です。前項で述べたように、以前に比較すると高齢者の割合が増えていることがわかります。

ⓐ若い世代が多い地域なら……

　歯科医院の目標を考える際、仮に若い世代が多い地域なら、子供とその保護者の世代が多くなるわけですから、歯科医院の目標をう蝕予防から始めると患者さんのニーズに合うかもしれません。小さな子供を持つ母親のネットワークは非常に強力で、子供のう蝕予防をしっかりしてくれると評判になれば口コミの紹介が増えてきます。当院でも、地域は高齢化していますが、30年前から子供達のう蝕予防に力を入れているおかげで、今でも一定の割合の10代以下の患者が来られています。

ⓑ高齢者の多い地域なら……

　逆に高齢者が多い地域もあるでしょう。高齢者の口腔の健康を守るためには、根面う蝕予防やプラークコントロールの低下への対応など若い世代とは異なった手法が必要です。

　初診患者の情報を常に意識しながら、限られた歯科医院のパワーをどこに集中させるかを考えるのが、院長の大切な役割です。

高齢者は年々増加しているものの、小児患者は常に一定数を確保、患者数は安定している

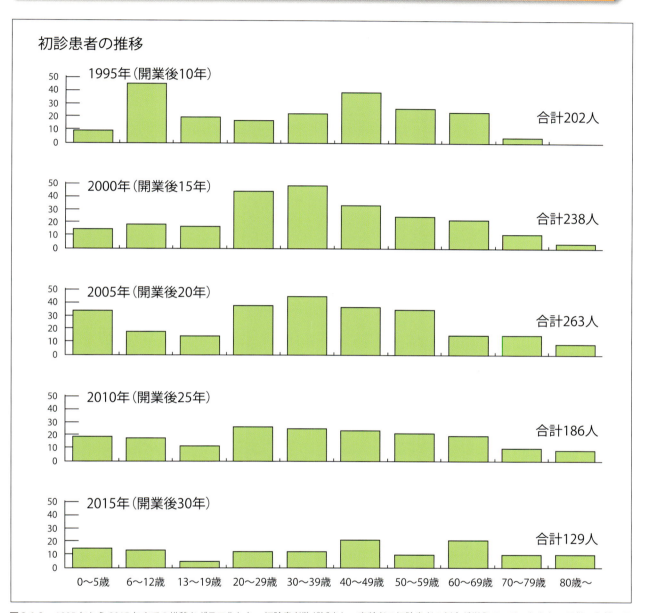

図 2-1-2 1995年から2015年までの推移をグラフ化した。初診患者数が減少し、高齢者の初診患者の割合が増えている。しかし、子供のう蝕の予防管理をしているため、一定数の小児初診患者が続いている。

④う蝕の罹患率

ホームデンティストとして避けて通れない問題の一つはう蝕予防、特に子供達のう蝕予防です。本書では詳しく語るスペースがありませんが、その対策には開業地域のう蝕罹患率を知ることが不可欠です。筆者は長く日本ヘルスケア歯科研究会（日本ヘルスケア歯科学会の前身）会長をしていた関係で日本の各地の歯科医の話を聞く機会を得ましたが、う蝕の罹患率の格差は地域によって非常に大きいことを知りました（図 2-1-3）。

ⓐう蝕罹患率が低い地域なら……

子供のう蝕予防の意識が非常に高い地域では、保健所の3歳児健診でもう蝕のある子供はおらず、小学校低学年までのう蝕罹患率は非常に少なくなっています。ですが、そのような地域でも中学生、高校生になれば徐々にう蝕罹患率が高くなるため、歯科医院のパワーをやや年齢が高い世代にそそがなければならなくなるでしょう。あるいは、カリエスリスクを把握するための検査を用いて、個々人にあったう蝕予防をめざすことも可能だと思います。

ⓑう蝕罹患率が高い地域なら……

一方で、幼児期から非常にう蝕罹患率が高い地域もあります。そのような地域で従来型の診療からホームデンティストに転換する、あるいは新たに始めようとする場合、すべての患者さんに唾液検査などを利用したう蝕予防を行おうとすると、歯科医院の大部分のパワーを費やすことになり、後で述べる歯周治療に回す余力がなくなってしまいます。

う蝕罹患率の高い地域では、小さな子供のう蝕治療も多くなります。そのような場合、唾液検査よりも先に子供を歯科嫌いにさせないような説明やスタッフとの連携も含めた治療手順、そして手際の良い治療技術が求められます。そうしたことで保護者の信頼を得られれば、より予防の話にも耳を傾けてもらいやすいはずです。

すなわち、予防手段としては、生活習慣の改善やフッ化物の応用など、少ない労力で大きな効果が得られる対策に力を入れるのがよいと思います。また、歯科医院だけでは解決できない問題もあるため、地域へ出向くことも必要かもしれません。図 2-1-4、5 は、保育園で保育士と一緒に行っている子供達の歯を守る活動の様子です。

農村漁村、都市近郊、過疎地ではう蝕罹患率も大きく異なることに注目！

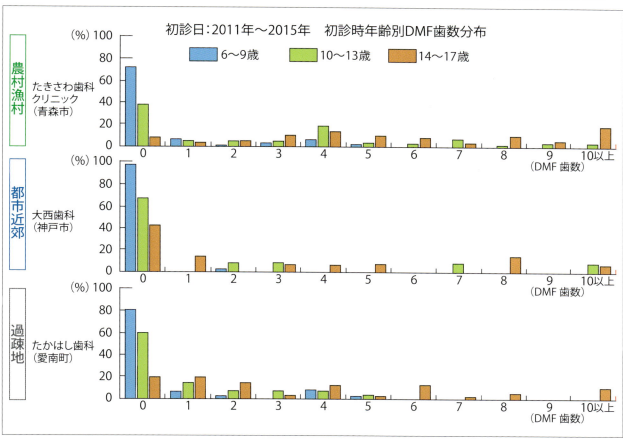

図 2-1-3 たきさわ歯科クリニック（青森市）、大西歯科（神戸市）、たかはし歯科（愛南町）における 2011 年から 2015 年の子供の年齢別の DMF 歯数の分布。3 つの歯科医院でう蝕の罹患率が大きく異なることがわかる。

う蝕罹患率が高い地域では、地域へ出向くことも時に医院のタスクとして考えておく

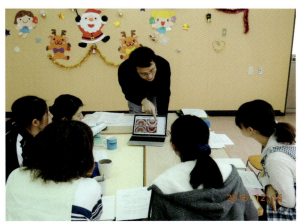
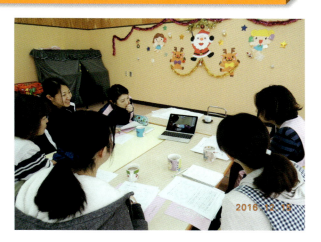

図 2-1-4、5 保育園での保育士との会議の様子。

Step 1 歯科医院の目標を決める！

⑤歯周病の重症度

ⓐ中等度、重度歯周炎の患者が多いなら……

もう一つの避けては通れない問題は、本シリーズのテーマである歯周治療とメインテナンスです。適切な歯周治療を行うには、歯科衛生士の育成が不可欠ですが、そう簡単ではありません。これから始める歯科医院では、その限られた歯科衛生士の能力をどこに集中させるかをよく考える必要があります。

チーム医療の項目でも述べますが、歯科衛生士の育成には、成功体験が不可欠です。そのためには、初期から中等度の歯周治療をしっかりとできるようになることから始めなければなりません。

しかし、地域によっては中等度や重度歯周炎患者の割合が多いところもあると思います。その場合には後の項で述べるように、患者全員に同じように治療を始めるのではなく、一人ひとりの患者の目標を明確にし、場合によってはホームケアの向上とメインテナンスの来院を目標とすることも選択肢の一つになると思います（**図 2-1-6**）。

ⓑ喫煙率が高いなら……

歯周病の場合は、喫煙率も大きな問題です（**図 2-1-7**）。喫煙率が高い地域と判断したら、歯科医院全体で禁煙支援、防煙活動に力を入れることも重要です。

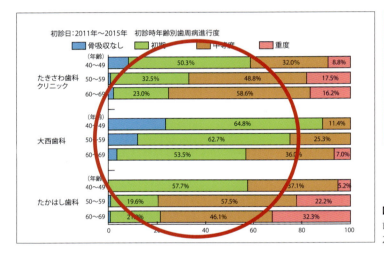

中等度、重度歯周炎の患者が多いなら、目標をホームケアの向上とメインテナンスに絞ってみるのもひとつ

図 2-1-6 たきさわ歯科クリニック、大西歯科、たかはし歯科における 2011 年から 2015 年の初診患者の年齢別進行度別割合。

喫煙の多い地域なら禁煙支援、防煙活動に注力を！

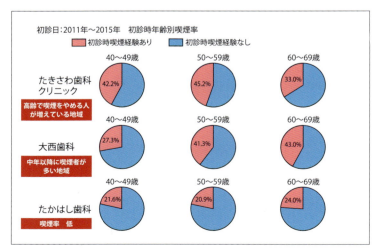

図 2-1-7 たきさわ歯科クリニック、大西歯科、たかはし歯科における 2011 年から 2015 年の初診患者の年齢別喫煙率の割合。たきさわ歯科クリニックの高齢者の喫煙率が少なくなっているのは、他の疾患のために医師から禁煙を指示される患者が多いのが原因と思われる。たかはし歯科では、もともと四国、特に女性の喫煙率が低いと言われている。

3. 歯科医院の規模、経験、総合力から考える

①始める時の優先順位のつけ方

本書に書かれている歯科診療を始める際に最初にすべきことは、できるだけ全員にきれいな口腔内写真をとることです。口腔内写真専用の一眼レフを購入し、スタッフが練習を積むことから始めます。口腔内写真があるからこそ説明ができ、経過を評価できるのです。

その次は、正しくデンタルエックス線写真をとることです。デジタルエックス線写真の場合、CCD方式では咬翼法やデンタルエックス線写真10枚法で上手にとることは困難なため、IP（イメージングプレート）方式に移行しなければならないようです。

口腔内写真とデンタルエックス線写真がきれいにとれるようになると世界が変わったと、何人もの歯科医師が口にしています。記録がなければ本書で示すような歯科診療はできません。

次に重要なことは、歯科衛生士のサブカルテです。歯科衛生士がサブカルテを書くことと同時に院長あるいは担当歯科医師がすべてを読む習慣を確立することです。これによって、歯科衛生士と歯科医師の情報が常に共有され、最善の判断を下すことができるようになります。

②歯科医院の規模による違い
ⓐチェア数による違い

自院の目標を考える際にもう一つ重要な項目が歯科医院の規模や経験、総合力です。チェアが5台程度の規模であれば、院長が一人ですべての患者やスタッフを把握できますが、それ以上になると勤務医の採用を考えることになります。その際には、一人ひとりの患者の最終的な判断を誰が行うかをしっかりと決めておかなくてはなりません。

ⓑ患者の状況、スタッフの力量による優先度の違い

一番問題なのは、本書に書かれているチーム全体で健康を守る歯科医療をこれから行う場合です。歯科医師として、院長として来院した患者全員に同じような診療を平等に行いたいと思うのは当然ですが、簡単ではありません。何から始めればよいかは、次ページから始まる「皆でシェアしよう」の項目を参照していただき、ここでは、患者への対応について考えてみます。

大切なことは"小さな成功体験"が確実にできることです。SRPによって歯肉の炎症が治まった、SRPによって歯周ポケットが引き締まった、エックス線写真で歯槽骨の回復が見られた、などの経験を積むことがスタッフのやる気を引き出し、歯科医院の総合力の向上につながります。

逆に一生懸命に頑張ったのに成果が出にくい患者もいます。こちらの言うことを素直に聞かない人、重度の歯周炎患者、喫煙者などです。新人や経験の浅い歯科衛生士が難しい患者に疲れてしまって成果が出なければ、何年経っても歯科医院の経験や総合力が高まりません。

これから始めるという場合は、歯科衛生士にはできるだけ成果が出やすい患者から担当させて、時間も少し余裕を持たせます。難しい患者には、ホームケアの向上を当面の目標にし、医院の総合力が高まるまで定期的に来院してもらえるようにして、時期を見て本格的に歯周治療を始めるようにします。このように、患者の状況や一人ひとりのスタッフの力量を判断して今の優先順位を決めなくてはいけません。

みんなでシェアしよう！

HOME DENTIST PROFESSIONALの始めかた 実体験アドバイス①

開業と同時に取り組んだ福岡県・まるやま歯科の場合

開業時から始めるメリット

Merit 1. 最初から始めれば、大きな変革をしなくて済む

　ヘルスケア歯科診療導入の際の一番の足枷は、従来の医院のシステムの大きな変革です。ヘルスケア歯科診療では、口腔内写真やデジタルエックス線写真10枚法、データ入力など、これまで日常的に行っていない業務が増えることになります。そのため、スタッフの理解が得られない、すでに多くの患者を抱えている状態でそこまで手が回らないなど、多くの壁を乗り越える必要があります。

Merit 2. 開業当初の患者さんの少ない時期を生かせ！

　その点、開業時から始めると、医院のシステム自体を思うように構築できるメリットがあります。さらには、最近の開業では初日から100人患者が来ました！などという医院はほとんどないはずです。私の医院も例外ではありませんでした。だからこそ、1日10名程度の患者をゆっくりと見ながらじっくりシステム構築を行うことができました（**図①**、**②**）。歯科医師過剰の時代でなければできないことかもしれません。

　また、新規開業時は、自院の理念を地域住民に宣伝する最高の機会です。最近では内覧会を行う歯科医院も多く、この際にカリオロジーやペリオドントロジーについて落ち着いて患者教育を行うことができます。

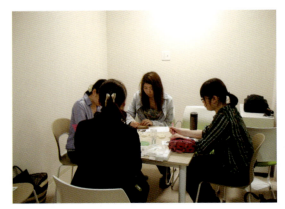

図① 開業前のスタッフの勉強会の様子。

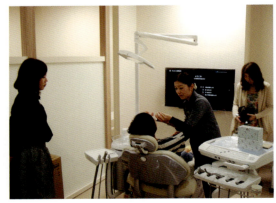

図② 開業前の口腔内写真撮影練習風景。開業前に練習できた結果、最初の患者から口腔内写真の記録を残すことができた。

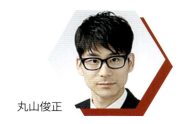

丸山俊正

Merit 3. 院長として最初からぶれない

また、歯科医院のスタッフにとって、院長がぶれない信念を持っていることは非常に重要です。院長の考えがコロコロ変わる歯科医院は従業員の入れ替わりも早くなりがちです。開業から始めることによって、最初から一貫してぶれないヘルスケア歯科診療を実践することは、従業員や歯科医院に訪れる患者にとっても非常に大きなメリットがあります（図③）。

Merit 4. 歯科医院のハード面の設計も最初からできる

歯科医院の設計は、ヘルスケア歯科診療を行う上でも実は非常に重要です。データ蓄積や患者教育がとても重要ですので、データ入力の方法や患者教育をどのように行うか、ハード面で設計段階から検討できるのも開業から始める大きなメリットです。

設計の段階で院内LANの配線を検討しておけば、各ユニットでデータ入力をしたり、作業の効率化を図ることができます。他にもデータ入力作業スペースや、動線など、設計の段階から検討できることは山ほどあります（図④）。

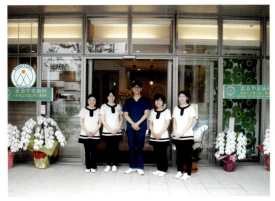

図③　まるやま歯科、開業時の集合写真。

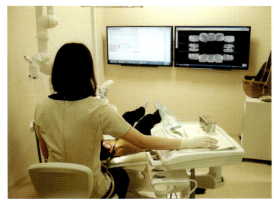

図④　設計段階から計画していたので、各ユニットから無理なくデータ入力が可能。

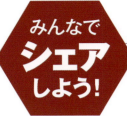

HOME DENTIST PROFESSIONALの始めかた 実体験アドバイス②

途中から転向した兵庫県・西すずらん台歯科クリニックの場合

システム転換のコツ

tips 1. 改革前にスタッフとの信頼関係を確立する

　患者との信頼関係がなければ、思うように治療が進まないのと同様、スタッフとの信頼関係がなければ、システム転換は思うようには進みません。そのためには、院長がお願いした小さなことを嫌な顔をせずにやってもらえる程度の信頼関係を、改革前の下地として築いておく必要があります。

　現時点でスタッフとの信頼関係ができていないなら個人面談を繰り返し行い、スタッフの想いを聞いたり、必要であれば福利厚生の改善をするなど、信頼関係の構築に務める必要があります。院内にスタッフの心の居場所をつくってあげることも大事です。スタッフを巻き込んでの改革はそれからの方がうまくいくと思います（**図①**）。

tips 2. スタッフに院長が改革の宣言をする

　従来型の診療体制に慣れてしまったスタッフにも、これから大変な改革をしていくことを実感してもらう必要があります。そこで私は以下の項目を簡単なスライドショーにして、全員の前で発表しました。
- 自分の歯科医師としての生い立ちと考え方
- 従来型の診療体制をしたことに対する反省
- 転換を志すきっかけになった出来事
- 目指すべき診療体制とその恩恵
- 協力のお願い

　最後のお願いは、「これから改革をしていくので、皆協力をするように」というような命令形ではなく、「これから患者さんのために自分は頑張りたいと思う。だから皆さんにも協力してほしい」というような言い回しの方が、スタッフの共感を生むのではないかと思います。心に響く発表で士気を高めることができれば、改革のハードルも下がることでしょう。

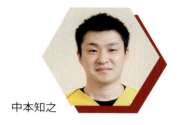

中本知之

tips3. スタッフに発信する情報は、院長が厳選する

　現在は情報過多の時代です。病因論、実際の手技等たくさんのことをこれから歯科衛生士と共に学んでいく必要がありますが、探せばたくさんの書籍やセミナーがあると思います。これらを何の脈略もなく、タイトルだけで院長が選んでしまってはかえってスタッフが混乱してしまうこともあります。特にシャープニング、SRPの方法論に関しては指導講師ごとにやり方が異なるため、注意が必要です。当院では、知識をつけるための書籍類は院長が厳選し、最小限にしています。

　また、SRPの手技のスキルアップのためにフリーランスの歯科衛生士に年数回来ていただいていますが、毎回、同じ方にお願いし、教え方が変わらないように気をつけています（**図②**）。

tips4. 改革は、ゆっくりと着実に

　早すぎる改革はスタッフの反発を生みます。変化のスピードが早い方がダイナミックで聞こえは良いかもしれませんが、疲弊したスタッフが辞めてしまっては元も子もありません。当院はかなり改革のスピードが早い方でしたが、今になって考えるとよくスタッフがついてきてくれたな、と思い返すと怖くなることがあります。

　人間は早すぎる変化には反発をしようとするが、ゆっくりとした変化には順応していく、という心理学的な性質を利用し、長期間（3年以上）かけ、ゆっくりと、着実に改革を進めていくほうが堅実だと思います。時には数ヵ月間、新しいことにあえて着手せず、スタッフの適応を待つことも必要ではないでしょうか。

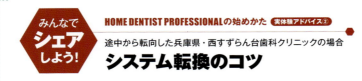

システム転換のコツ

tips5. スタッフの主体性を引き出す仕組みをつくる

日々変化する患者の状況に対応していくには、歯科衛生士をはじめとするスタッフにも自分の意志、判断で行動できるようになってもらいたいものです。そこで自院で実践している意識改革のための取り組みを紹介したいと思います。

a. スタッフと一緒に関連セミナーを受講する

たとえ同じことでも、院長より外部の講師が話した方が素直に従ってくれるものです。外部のセミナーをスタッフと一緒に受講することは、予想以上にスタッフの意識改革に効果があります。これもスタッフの負担になりすぎないよう院長が回数などを考慮します。また、年初に1年間の受講スケジュールを立てておくと、スタッフにも受け入れてもらいやすいと思います（図③）。

b. 院外の歯科医療関係者と交流する機会をつくる

自分の歯科医院だけで成長しようとしても井の中の蛙ですので、いつか限界がやってきます。そこで定期的にレベルの高い医院のスタッフと交流を持つことで、スタッフにまだまだ成長の道があることを示すことができると思います。

当院ではフリーランスの歯科衛生士に定期的に来院、指導してもらったり、スタッフが発表できるイベントへの参加、医院見学などを行い、そういった機会を積極的につくるようにしています。ただ、スタッフはとても緊張し、疲労もしますので、刺激しながらも重荷になりすぎないよう、院長のさじ加減が大事なポイントです。

c. 改革の内容ごとに責任者を決め、任せる

バイタリティサイクル[*1]という言葉をご存知でしょうか。バイタリティとは、生命力、活力、元気の源のことです。自分のやりたいことを意図どおりに行動し、結果を出すことができると、ワクワクしたり、達成感や充実感、喜びを感じたり、より大きな新たなものを創り始めます。このサイクルを回転させる力がバイタリティです。エネルギーと違うのは、エネルギーは使えば減っていくのに対し、バイタリティは使えば使うほど増していきます。

任された仕事の意図を基に戦略、決断、実行までをすべて自分でやることで、このバイタリティのサイクルを回し続けることができます。当院では改革の内容ごとに責任者を決め、任せることで改革の実現とスタッフ個人の成長を同時に図っています。例えば、口腔内規格写真を継続的に撮影できるよう、とるタイミングやアポイント、データ入力のシステムをつくるプロジェクトの責任者や、データ管理ソフト：ウィステリアへのデータ入力のシステムをつくるプロジェクトの責任者などです。

ただ、責任者を任せるのはある程度経験のあるスタッフが良いと思います。それも完全に任せっぱなしではなく、進捗状況を時々気にかけるなど、フォローはしてあげた方がスタッフも安心して打ち込めるのではないでしょうか。

[*1] 参考文献：歯科医のための医療コーチング入門、桑田美香、砂書房、2005.

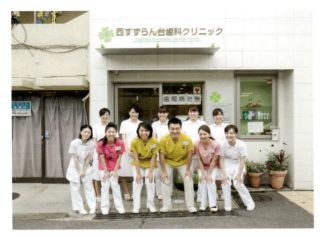

図① 西すずらん台歯科クリニック、集合写真。

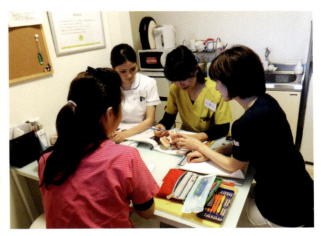

図② 毎回同じ外来講師にお願いし、方向を決めつつステップアップを図っている。

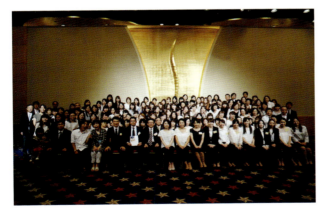

図③ 毎年スタッフ全員で参加するセミナー。

みんなでシェアしよう！

HOME DENTIST PROFESSIONALの始めかた 実体験アドバイス③

途中から転向した兵庫県・やまもと歯科クリニックの場合
システム転換のコツ

tips1. 院長がヘルスケア宣言をしてこれからの方向性を示す

　いきなり院内改革を始めてもスタッフは戸惑います。まずは院長がこれからこんな診療がしたい、という方向性を示し、ダイレクトに伝えることが大事だと思います。そうするとその後、写真をとり始める時も、デンタルエックス線写真10枚法を導入する時もスタッフはついてきてくれます。

　当院の場合、30分ほどのスライドをつくり、全員を集めてヘルスケア宣言しました。その際に今後、どういう治療をしたいかをプレゼンしたおかげで次々と改革を進めてもスタッフは頑張ってくれています（図①）。

tips2. 何から始めるか、優先順位をつける

　すでにヘルスケア歯科診療をされている先生方の臨床を見ていると、つい全部一度に実行に移したくなりますが、それではスタッフの負担が大きくなります。優先順位をつけて一つひとつを確実に実践していく方が近道です。当院では、まず口腔内規格写真から始め、デンタルエックス線写真10枚法、シャープニング、歯周組織検査、唾液検査を2年かけて導入していきました。一番ハードルが高いのが写真だと思います。これから改革を始めると、後が楽です。

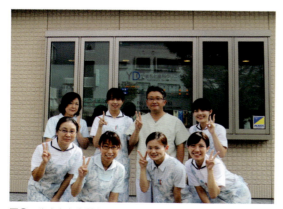

図①　やまもと歯科クリニック、集合写真。

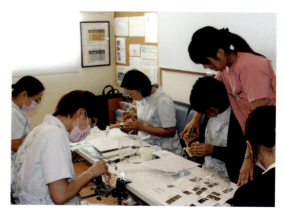

図②　外部講師を招いてのルートプレーニングの勉強会。

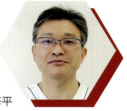

山本修平

tips3. 記録のノウハウは、先輩医院の歯科衛生士に教えてもらうのが近道

ヘルスケア宣言をした後、口腔内規格写真撮影の練習を始めました。本を見ながら練習しましたが、なかなかうまくなりません。そこですでに写真撮影がルーティンになっている先輩医院の衛生士に教えてもらい、一気にうまくなりました（図②）。その方が、上達が早いです。歯周組織検査も、教えてもらった方が近道です。そのような環境にない場合、口腔内規格写真をとるセミナーや、出張業者もあるので利用すべきです。

シャープニングやSRPの技術も院内である程度統一した方がよいと思います。当院では外部講師を招いて講習を受けました。

tips4. スタッフとセミナーに参加し、理念の共有を図る

日常の診療では、なかなかスタッフに伝えられないこともセミナーに参加することで、「院長はこんな診療がしたいんだ」を理解してもらえます。院長が話すより、他の医院の発表を聞くことで刺激も得られ、院内改革もしやすくなります。

tips5. 先輩の歯科医院を見学する

ヘルスケア歯科診療をしている先生の医院をスタッフと見学することも院内改革をする上で重要です。実際の臨床を見ることで具体的なイメージが湧き、自院に帰って実践しやすくなります。スタッフにも良い刺激になります。

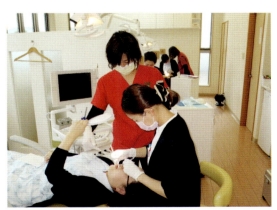

図③ スタディグループ内の先輩歯科医院スタッフによる歯周組織検査講習。同じ地域に仲間がいるメリットは大きい。

Step 2-1 ここからチャレンジ！口腔内写真！

(千草隆治)

1. 目標とする口腔内写真

重要事項
① ピントが合っていて、基準となる正中線や咬合平面が直線的に並んでいること
② 撮影補助具の口角鉤やミラーの端、鏡像では実像が写り込んでいないこと
③ 唾液が十分排除され、唾液による気泡や光の反射がないこと

　私達が口腔内写真を定期的に撮影し保存する目的は、処置、未処置に関わらず、患者の口腔内の経過を視覚的に追うことを可能にし、時間軸で患者と関わる「線」で接する歯科診療をサポートするためです。そのためには、経時的な比較ができるような基準に沿った構図で、組み写真1セットで一口腔内を網羅する＝知りたい部分がすべて見れる口腔内写真が求められます（**図2-1-8**）。

　また、医院内で患者の担当者が替わること等により、撮影者が替わることもありうるので、医院内で誰が撮影しても同じ構図になるよう規格を統一しておく必要があります。
　撮影枚数は乳歯列期は5枚、永久歯列期9枚が基本です。その他12枚法や臼歯部咬合面観のみの撮影など必要に応じて様々ですが、すべてにおいて誰が撮影しても同じ構図であることが理想です。

これがお手本・基本は9枚法

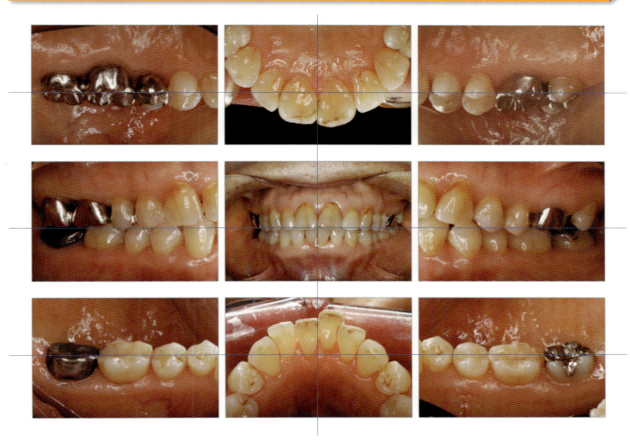

図 2-1-8 9枚を組んだ時に正中、咬合平面が直線的に並び、全体的にピントがあっている。また、唾液による気泡の映り込みもなく、写真それぞれに必要な部位が写っている。

①経時的な比較ができる基準に沿った構図
②組み写真1セットで一口腔内を網羅する
　➡知りたい部分がすべて見られる口腔内写真が必要

Step 2-1 ここからチャレンジ！口腔内写真！

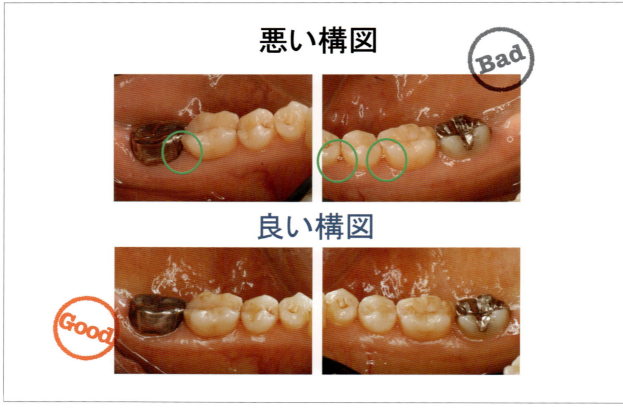

図 2-1-9　悪い構図では、唾液による気泡で歯間乳頭が観察できず、かつ全体が右上がりとなっている。さらに撮影範囲も不適切である。

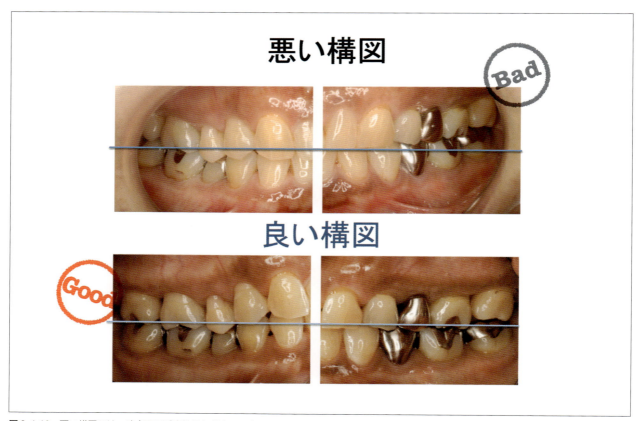

図 2-1-10　悪い構図では、咬合平面が直線的に並んでいない。また、この部位の撮影に必要な第一小臼歯から、第 2 大臼歯までが写っていない。

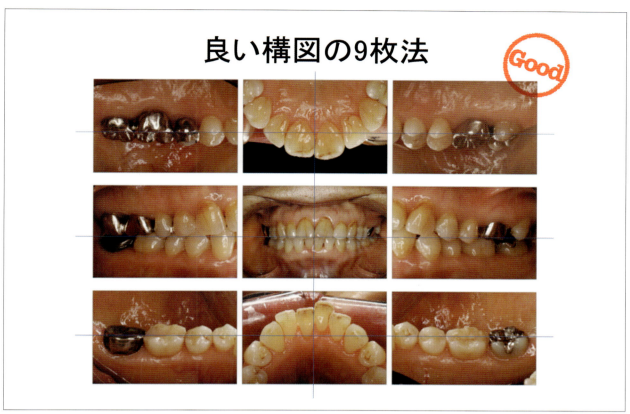

図 2-1-11 良い構図の9枚法。

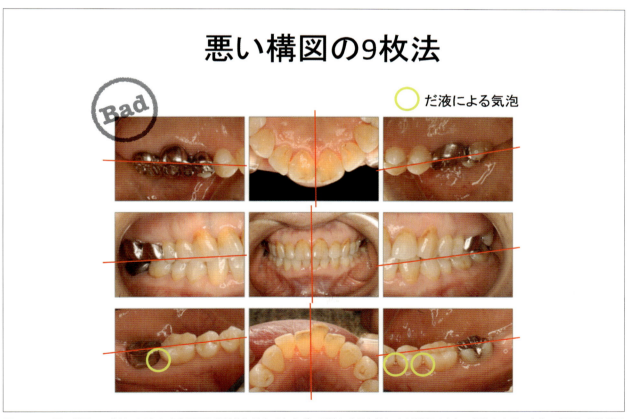

図 2-1-12 悪い構図の9枚法。正中も咬合平面も直線的に並んでおらず、唾液による気泡により観察できない部位もある。また、必要な部位が写り込んでいない写真がいくつかある。

Step 2-1 ここからチャレンジ！口腔内写真！

2. 撮影に必要な器具類

- マクロレンズ付き一眼レフデジタルカメラ
- 口腔内撮影用ミラー
- 口角鈎
- 口腔内撮影用ミラー保温器
- ガーゼ

（図2-1-13 参照）

　デジタルカメラに装着するレンズやストロボは、口腔内写真撮影に適したものが必要です。各社より口腔内撮影専用カメラが多種販売されていますが、撮影目的に合ったものを慎重に選択する必要があります。いくつか選択の基準をあげると、一人で撮影できるよう軽量であることや、撮影倍率と絞りが連動し、容易に適正な露出を確保できること、迅速で安定した光源を供給できるAC電源式のストロボなどが大切です。

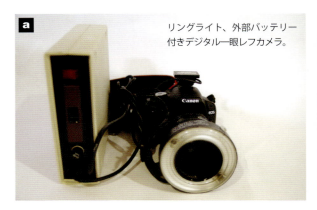
a　リングライト、外部バッテリー付きデジタル一眼レフカメラ。

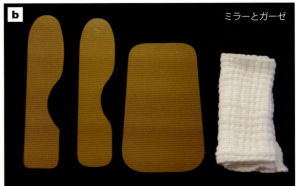
b　ミラーとガーゼ

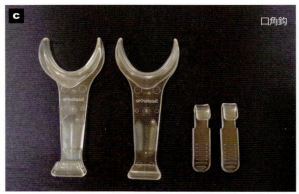
c　口角鈎

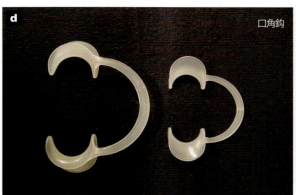
d　口角鈎

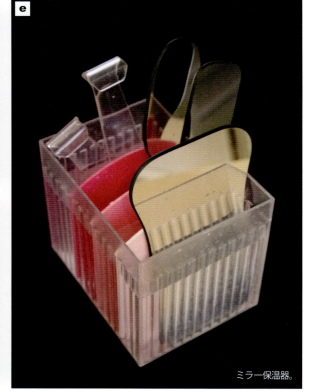
e　ミラー保温器。

図2-1-13　撮影に必要な器具。

3. 口腔内写真撮影のコツ

　初めてカメラを手にし、いきなり上手に撮影できる人は皆無だと思います。かといって、自己流で試行錯誤を繰り返すことは、得策ではありません。撮影時の患者、術者の姿勢や撮影の順序、構図のポイント等を学び、必要事項を頭に入れてから撮影の練習をすることが大切です。

　今日では、口腔内写真撮影に関する書籍[*1]がいくつか出版されていますので、まずそれらを参考にするのがよいでしょう。また、院内に撮影が上手な人がいれば、その人に手取り足取り教えてもらうのがベストです（**図 2-1-14**）。そうでない場合は実習セミナーを利用したり、講師を招いて教えを請うのも上達を早める方法の一つです。日本ヘルスケア歯科学会では、地域によっては会員同士で先輩医院が後輩医院を指導することも行っています（**図 2-1-15**）。

　いずれにしても、口腔内写真は特別なスキルを持った人にしかできないことではなく、練習を頑張れば誰にでも撮れるようになります。一般的に3ヵ月程度は昼休みの時間などを使った練習が必要ですが、努力を惜しまなければ必ず一定レベルの写真がとれるようになります。ある程度のレベルに達したら実際に患者の撮影を行いますが、患者の負担を極力少なくするには撮影時間を短縮する必要があります。9枚法で3分程度が目安です。患者の撮影を行えるようになったら、日々の診療のルーティーンとしてください。とり続けることが上達の一つでもあります。そしてとったものは自分でチェックするだけでなく、医院内で客観的にチェックしてもらうことも大切だと思います。

[*1] 推薦図書
- 新口腔内写真の撮り方 第2版、熊谷崇、熊谷ふじ子、鈴木昇一、医歯薬出版社、2012.

- 撮れる！活かせる！口腔内規格写真、落合真理子、デンタルダイヤモンド社、2016.

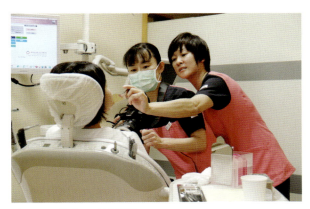

図 2-1-14　院内での練習風景。

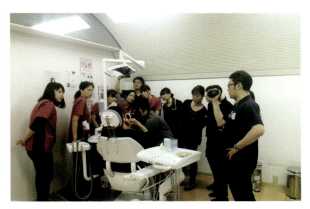

図 2-1-15　後輩の歯科医院に出向いての実習。

Step 2-2 ここからチャレンジ！エックス線写真！

（滝沢江太郎）

1. 目標とするエックス線写真

重要事項	①臼歯部を平行法で撮影する ②比較可能なエックス線写真をとる

　口腔内写真と同様、「線」で接する歯科診療をサポートするためには規格性のあるエックス線写真が不可欠です。特に歯周疾患の診断と処置、そしてメインテナンスにはデンタルエックス線写真10枚法を基本としています（**図 2-1-16**）。

　歯周治療において重要なことは、臼歯部を可能な限り平行法で撮影することと、撮影したエックス線写真を用い時間軸で経過を診る場合に、同一箇所の比較が可能であることです（**図 2-1-18、19 参照**）。

これがお手本：基本は10枚法

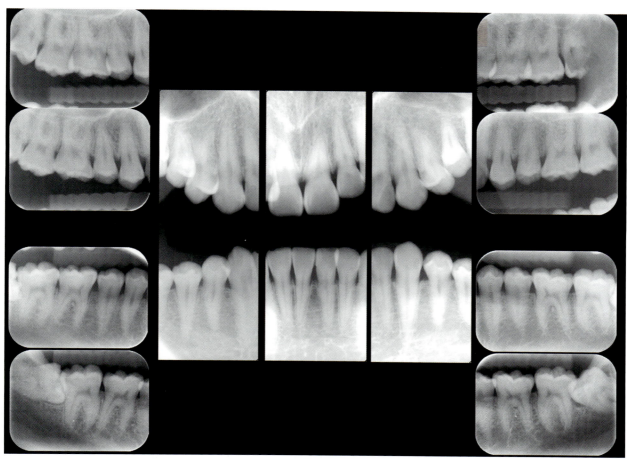

図 2-1-16　基本は10枚法。必要に応じて枚数を増やす。歯内疾患があって根尖付近の観察をするために阪神技研製のインジケーターを使用することもある。その際は根充の撮影も同様に行う。［図 2-1-25］を参照。

①臼歯部を可能な限り、平行法で撮影する
②撮影したエックス線写真を時間軸で経過観察できるよう同一箇所で比較可能にとる

Step 2-2 ここからチャレンジ！エックス線写真！

2. 撮影に必要な器具類

①イメージングプレート（IP）or アナログ10枚
②インジケーター

　10枚法撮影のために、まずはイメージングプレート（以下IPと表記）あるいはアナログフィルム10枚とインジケーターを準備します。

　IPの場合は、導入当初は確かに費用が嵩みますが、最低でも10枚は準備します。また、デジタルエックス線がCCD装置の場合、残念ながらきれいな（平行法での）10枚法は撮影できません。大きな出費にはなりますが、IPスキャナ（150万～200万）の導入を積極的に検討しましょう。

　筆者自身、CCDで開業した2年後にこの決断をしたからこそ、現在の診療体系ができたと確信しており、むしろ良い投資だったと思います。（図2-1-17）

　いずれにせよ、歯科診療には必ず必要な器具器材ですし、診療のスタートとなる診査の精度が上がるので、続けていけば必ず医院の発展につながります（図2-1-18、19）。

　インジケーターは、臼歯部を平行法で撮影するためには、エメニックスフィルムホルダー、あるいはスナップ・レイXtra（デンツプライサンキン）がよいでしょう（図2-1-20～25）。

比較可能なエックス線が必要＝撮影方式が重要

図2-1-17a　同一人物の同一部位（この部位は治療をしていない）におけるCCD方式とIP方式の写り方の違い。
【CCD方式】図2-1-17aCCDの方は下から煽る方向からのエックス線照射になっているため、隣接面の状況や歯槽骨頂の状態が不明で、適切な診断ができない。
【IP方式】図2-1-17bの2枚は同部位をIPを導入した後に撮影したもの。初診時のエックス線写真がすべてこのレベルなら、医院としての診断力も向上するであろうし、術後の経過観察もよりわかりやすい。時として術者（歯科医師、歯科衛生士）には冷酷な結果を知らせてくれることもあるが、それ自体が臨床力アップのためには欠かせない。

【CCD方式】

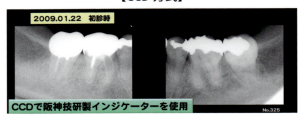

図2-1-17a

【IP方式】

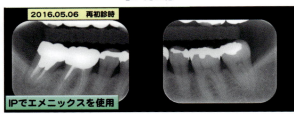

図2-1-17b

初診時と再評価時に比較できるとり方が大事

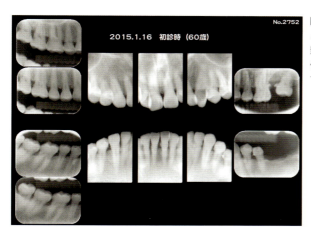

図 2-1-18 初診時 12 枚法の例。右側は上下とも智歯があったため、それぞれ 2 枚ずつ撮影している。前歯部、臼歯部ともに歯石の量、付着部位が詳細にわかり、歯科衛生士にとっては有力な情報となる。

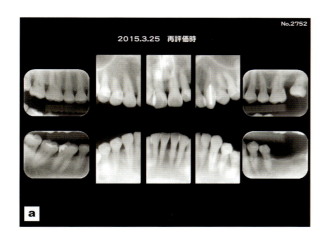

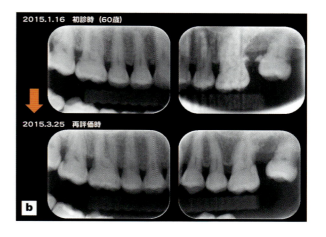

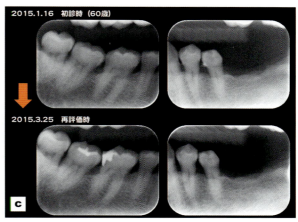

図 2-1-19a〜c 歯周基本治療再評価時の 10 枚法の例（**図 2-1-18** の再評価時）。右側の智歯は今後抜歯予定であるため、初診時とは異なり 1 枚ずつの撮影に抑えるようにし、被爆量を多くしないことにも配慮している。若干の歯石の取り残しはあるが、歯科衛生士が行った丁寧な処置がよくわかる。

Step 2-2 ここからチャレンジ！エックス線写真！

インジケーター

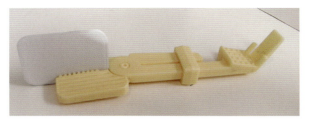 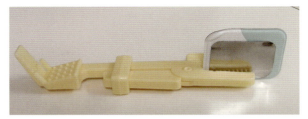

図 2-1-20　インジケーター。「プレミアムプラス社のエックス線フィルムホルダー」、「Ci メディカル　デンタルフィルムホルダー」で検索・購入できる。

● 口蓋や口腔底が深く十分なスペースがある時

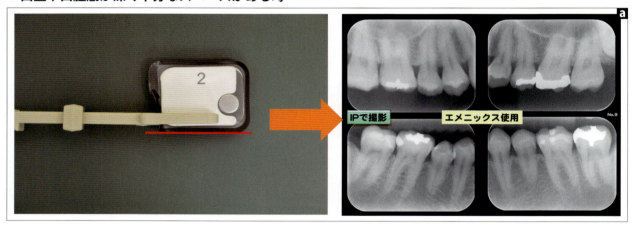

● 口蓋や口腔底が浅い時

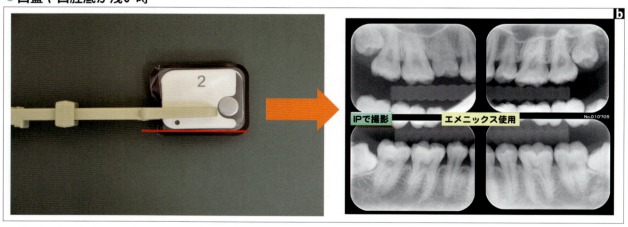

図 2-1-21a、b　リング付きの各種インジケーターを比較した。エメニックスの長所は、IP、あるいはフィルムを挟む位置を任意に調整できること。すなわち、口蓋や口腔底が深く十分なスペースがある時にはギリギリで挟み（a）、浅い時にはやや中央よりにする（b）。指標となるリングがないため、コーンの位置づけを適正に行うには慣れが必要だが、その分微調整できる自由度が高い。

● バイトウィングの場合

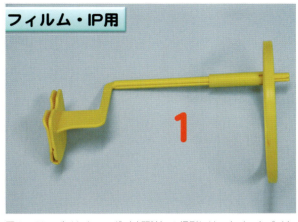
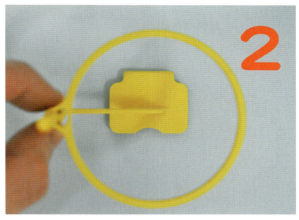

図 2-1-22　バイトウィング（咬翼法）の撮影には、クイックバイト（Kerr）が使いやすい。指標となるリングがあるタイプとないタイプの両方があるので、好みによって選択する。照射コーンをリングに合わせる際は患者の顔に対して真っすぐな方向（図中、1の方向）と照射コーンの真後ろの方向（図中、2の方向）の2方向から確認する。正しい撮影のためには1の方向→2の方向→再度1の方向からの確認など、2回確認すると精度が上がる。

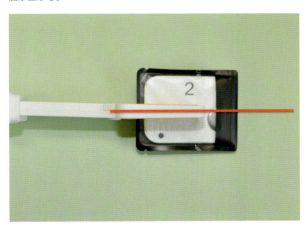
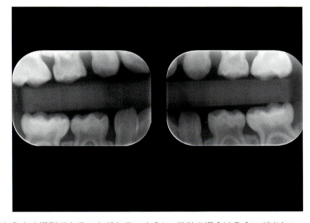

図 2-1-23　小さな子供の場合、クイックバイトは難しくてもエメニックスだとうまく撮影できることがある。さらに、子供の場合は色合いがきれい、材質にゴムの部分があり、あたりが柔らかい「スナップ - レイ Xtra」（デンツプライサンキン）という商品を使うこともある。

● IP方式のフィルムサイズ

● 根尖が写らない時は追加撮影を

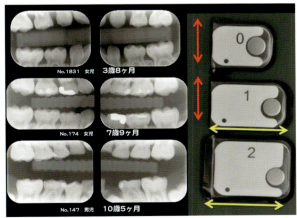
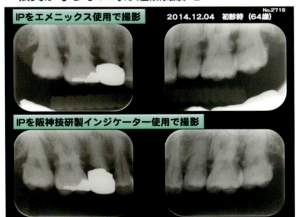

図 2-1-24　IPには3種類のサイズが用意されているので、年齢や口腔内の容積、また第一大臼歯の萌出などの状況に合わせて選択する。口腔内が狭い成人には、サイズ0やサイズ1を用いると無理なくきれいに撮影できることがある。

図 2-1-25　エメニックスで根尖付近が写らない場合は、必要に応じて阪神技研製のインジケーターを使って追加撮影することがある。この4枚はすべて初診時に撮影したものだが、特に6の遠心はエメニックスで平行に撮影したことで（根尖は切れているが）歯石の量や付き方がよくわかり、歯科衛生士にとって重要な情報となった。

Step 2-2 ここからチャレンジ！エックス線写真！

3. エックス線写真撮影のコツ

きれいな10枚法撮影のためのコツは、
 ①器具機材を揃えること（前項参照）、
 ②短時間で撮影するためにあらかじめ準備を
  しておくこと
 ③臼歯部でIP、あるいはフィルムとコーンを
  適切に位置づけること
です。

 ②については、10枚法撮影の取り組み当初は「スタッフと2人で15分の予約時間を確保」することを推奨します。もちろん、使用するものはすべて事前に準備しておきますし（**図2-1-26**）、医院のルールとしてどの順番で撮影していくか、スキャンは同時にするのか、後にするのかなどを決めておきます。もう一つ大切なことは患者に撮影の協力をしていただけるように準備しておくことも有効です（**図2-1-27、28**）。

● **使用するものは事前に準備する**

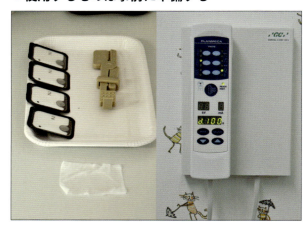

図2-1-26　10枚法を撮影するための準備。

● **事前説明が大事**

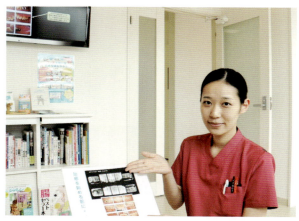

図2-1-27　エックス線写真の意義を患者に撮影前に説明しておくことが大事。

● **患者さんへの配慮**

> 患者さんへの配慮
> ・撮影前にスタッフから
> ・Dr.からは歯を長く守っていくためには主訴部以外の撮影も必要である旨、今後症状が出た時に現在の正常な状態と比較できる利点等を説明する
> ・フィルム/IPは優しくゆっくり出し入れ
> ・フィルム保持の指示を適切に
> ×「これを噛んで下さい」
> ○「ゆっくりお口を閉じてきて下さい」

図2-1-28　10枚法をスムーズに撮影するためには、患者への配慮が大切。口腔内へのインジケーターの出し入れは、印象する際にあらかじめ声がけしたり、骨隆起への配慮をしたりすることと似ている。

具体的には、初診時は主訴部位のデンタルエックス線写真を1～2枚撮影しておき、残りの8～9枚の撮影を次回に予定する場合は、あらかじめ完成形（**図2-1-29**）を見ていただき、「応急処置が済んだ場合、当院では歯を大切にしたいという考えからこのような診査資料に基づき治療計画を立てています。症状がない歯の治療の必要性はエックス線写真で判断できます。また、今回は治療の必要がなくても、数年して症状が出てきた場合、過去の正常なエックス線写真と比べることができるのでより適切な判断ができるようになります。以上のことから、次回残りの○枚を撮影しますのでご協力をお願いします」のように自分なりに一番しっくりくるフレーズでお伝えし、次回はスムーズに撮影に入れるように準備します。

● 患者に完成形を見せる

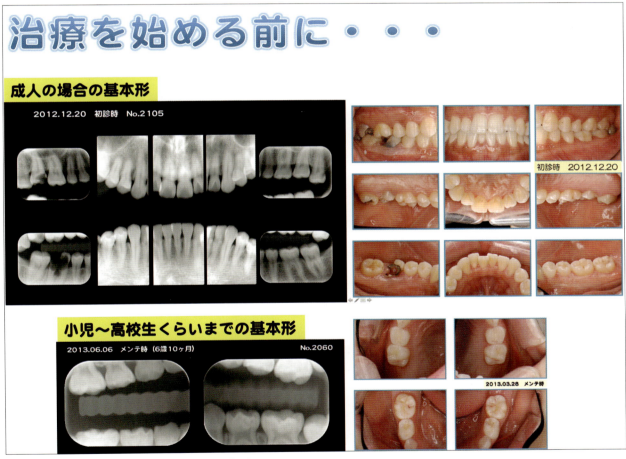

図2-1-29 これにより、スムーズに撮影に入ることができる。

③については、最初はやりやすい下顎から取り組んでみましょう。ポイントは図2-1-30〜32で解説します。上顎撮影時のポイントは「コーンの位置を下顎撮影時から垂直方向に平行移動するつもりで」です。IPまたはフィルムの位置づけについては、智歯がある時は智歯を狙うつもりで（患者に無理のない範囲で）できるだけ奥に位置づけることを目標にします。その後、小臼歯群（と大臼歯群）を狙うつもりで、フィルム（IP）の近心が第一小臼歯の近心になることをめざして位置づけます（この順序は、患者心理を考えると最初に奥に位置づけられてから手前に移動させた方がきっと楽だろうという配慮です）。

これが基本形だと思いますが、実際には筆者はその都度判断しながら位置づけしています。判断材料としては、（ある場合は）以前のデンタルと同じでよいのか、修正すべき点があるのか、その部位のエックス線写真で優先すべき部分はどこか（根尖付近なのか、第二大臼歯遠心なのか、など…）、歯列不正の場合はどこにフォーカスするのか（エックス線が撮影範囲の歯列全体には真横から入らなくても、歯列不正部分に真横から入るエックス線写真が有用なこともあります）などです。

● 平行法撮影のコツ

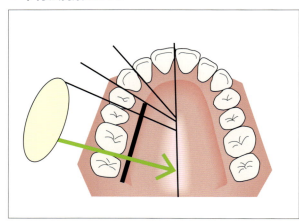

図2-1-30　平行法で撮影するためには「歯軸に対して照射コーンを垂直方向から当てる」ことが基本。パノラマ撮影機が自動で回転していくかのごとく、前歯部から臼歯部まで目的とする歯列に沿ってコーンの角度を調整する。また、[図2-1-23]のバイトウィングの項で述べたように、患者の顔に対して真っすぐな方向（図の1の方向）と照射コーンの真後ろの方向（図の2の方向）の2方向から確認する。正しい撮影のためには1の方向→2の方向→再度1の方向からの確認など、2回確認すると精度が上がる。

● コーンカットを防ぐコツ

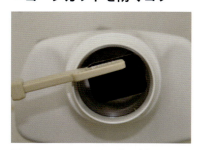 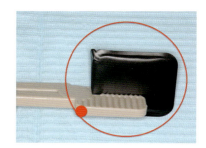 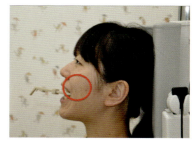

図2-1-31　エメニックス使用当初はコーンカットをよく経験するかもしれないが、中央の図の小さな赤丸（●印。ここは口腔外からも目視できる）部分を含むか含まないかくらいを狙うと、理論上近遠心的にはコーンカットしないことがわかる。垂直的なコーンカットに対しては、（IPまたはフィルムをエメニックスのどの位置で挟むかによって違ってくるが）一番の原因は●印部分を目視していない（口唇に隠れて目視できないなど）ためにコーン配置の基準点が曖昧になったためのエラーだと考えられる。この場合、エメニックスを口腔内にセットした後患者さんに「少し触ります」と声がけし、●印を確認するとよい。

● **インジケーターで臼歯部を撮影する時のコーンの位置**

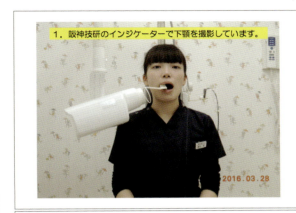
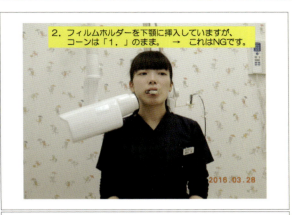
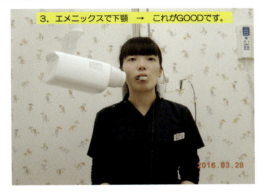
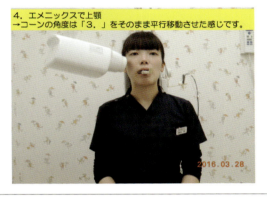

図 2-1-32　左上が阪神技研製のインジケーターで下顎臼歯部を撮影するときのコーンの位置を示す。右上はコーンの位置は変えずにエメニックスを位置づけた状態だが、実際の歯軸に対して下から煽るような位置づけになっているため平行法では撮影されない。
　左下はエメニックスを使い下顎臼歯部を撮影するためのコーンの位置を示す。
　右下はエメニックスを使い上顎臼歯部を撮影するためのコーンの位置を示す。この時のコーンの位置は先ほどの下顎に合わせた時から垂直方向にコーンを平行移動させるようにイメージする。

Step 2-3 ここからチャレンジ！歯科衛生士の業務記録！

1. 歯科衛生士の業務記録（サブカルテ）

①サブカルテの活用

　医院のレベルアップには、第1章のKey3で書いた歯科衛生士の業務記録が不可欠です。サブカルテを書くことで、処置や口腔内の状況だけでなく患者の全体像を残すことができます。サブカルテを辿っていくことで患者の物語がつくられます。

　具体的には、主訴から始まり、全身状態、生活環境、性格や患者の希望といった人としての情報と口腔内や歯周組織の状況、指導内容、処置内容を書き込みます。歯周治療の途中では、前回の処置後の不快症状の有無なども貴重な情報です。

　メインテナンス中に再発、悪化する場合も当然起こります。その際に最初に処置した時点での詳しい情報があれば原因の解明にもつながります。何年も前の処置内容を記憶しておくのは難しいですが、サブカルテがあれば非常に参考になります。特に、難しいと思った処置の場合は、文字だけでなくイラストを用いて記録しておくと後から振り返る際に有効です。

②サブカルテは院長自身にも役立つ資料

　サブカルテは歯科衛生士だけでなく、歯科医師にも非常に役立ちます。患者の情報を得られるのはもちろんのこと、サブカルテを読み、コメントすることで歯科衛生士とのコミュニケーションツールとして使うことができます。口腔内写真やデンタルエックス線写真と共にサブカルテのない診療は考えられません。

③歯科医師、歯科衛生士との情報共有手段として

　毎日サブカルテを読んでいると、記載してある内容から問診事項で足らないことや、担当歯科衛生士の経験や処置内容の不足などがわかります。その場合には、状況に応じて追加の問診内容を指示したり、処置方針についてアドバイスをします。サブカルテは、歯科衛生士の新人教育の有効な手段の一つです。

　歯科衛生士も忙しい毎日の診療の中で、歯科医師に聞きたいことがあっても聞きそびれてしまうことがありますが、サブカルテに書いておくことでそのような事態を避けることができます。大切なことは、"院長が毎日サブカルテを読む"という信頼関係ができていることです。

　歯科衛生士の頑張りを認め、励ますことが大事ですが、なかなか面と向かって伝える機会はありません。サブカルテに「よいと思います！」「きれいになりました」「大変なSRPお疲れさまでした」という一言を添えることから、歯科医院内の円滑な人間関係が生まれると思います。

④その他、引き継ぎ等の伝達などの活用

　すべての患者を担当歯科衛生士制度にするのは理想形に思えるかもしれませんが、現実には予約のとり方の難しさなどがあって現実的ではありません。

　そのような場合に、常に同等の内容、レベルの処置を行うために毎回患者の状況や指導、処置内容を記録し、その内容を事前に予習して患者に対応します。その際にサブカルテが重要な役割を果たします（**図2-1-33a**）。

担当患者を持っているスタッフが、退職、育児休暇などで担当が変更になる場合もあります。その際にも詳細な記録が残っていることによって、患者への影響を最小限に抑えることができます。当院では、育児休暇に入る前には、半年ほど前からサブカルテに引き継ぎを書くことにしています。このような配慮が結果的に、歯科医院への患者の信頼につながっていると思います（図2-1-33b）。

⑤サブカルテに書く内容
ⓐ患者情報、処置内容の記録

初診では、主訴や症状、過去の状況だけでなく、患者の性格や治療に対する希望も記録します。痛がり、怖がり、チェアを深く倒すとよくない、などの情報がその後の信頼関係に関わってきます。

歯周基本治療中はプラークコントロールの良否、処置内容、その後の不快症状の有無、治療結果などと共に治療に対する患者の反応（「2、3日痛かった」「それほどでもなかった」など）も書いておくとよいでしょう。深い歯周ポケットの処置を行なった場合には、文章だけで表現しきれないこともあります。そのような場合は、イラストを描いておくことで後からの検証に役立ちます。

長年メインテナンスを続けていると、リスク部位の悪化やセメント質剥離のような口腔内の問題だけでなく、全身疾患に罹ったり、離職、退職、離婚、親の介護等の生活環境の変化、加齢によって徐々にプラークコントロールが低下するなどの影響が見られます。これらの情報をサブカルテに記録しておくことで、常に最新の患者全体の情報を把握しておくことができます。

患者に伝えた情報の記録も重要です。何をいつ伝えたかを記録しておくことが大切です。一度伝えればそれでよいわけではないため、繰り返し確認しその結果も記録しておきます（図2-1-34）。

●引き継ぎ等の伝達に活用

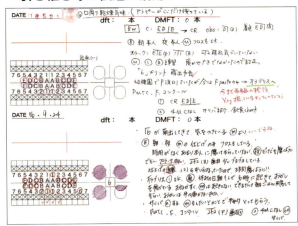

図2-1-33a　当院では子供の定期健診は、基本的に担当制をとらず、毎日異なる歯科衛生士が受け持っている。そのため、サブカルテにその日の状況と共に、指導、処置内容を詳細に記録して方針を統一するようにしている。

●歯科衛生士の育児休暇前の伝達にも活用

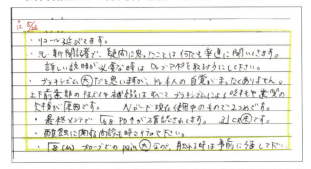

図2-1-33b　産休に入る前の伝達事項。患者の性格や注意事項を伝えることで、その後のメインテナンスが円滑に進められる。

●患者に伝えた内容と結果を記録する

図2-1-34　口腔清掃に用いる補助道具も治療の進行と共に変わってくる。伝えたことを記録することで、次回、その効果など確認する際に役立つ。

Step 2-4 ここからチャレンジ！臨床検査などの記録とデータベースの活用！

1. DMF歯数、残存歯数の記録

　本項では、口腔内写真やエックス線写真以外の患者に関する情報を「数値情報」、「数値以外の情報」に分けて説明します。データベースソフトとして用いているソフトウェアは、日本ヘルスケア歯科学会で開発しているウィステリアPhotoです。データベースソフトへの入力は、院長とスタッフが分担して行いますが、著者らの歯科医院での分担例は図2-1-35を参考にしてください。

たかぎ歯科医院
データベース基本情報：受付

- 口腔内写真
  - 口腔内写真撮影：歯科衛生士、歯科助手
  - データベースへの入力：歯科衛生士、歯科助手

- 歯周精密検査
  - 歯周精密検査：歯科衛生士
  - データベースへの入力：歯科衛生士、歯科助手

- アポイント関連
  - 次回アポイント入力：受付
  - 次回メインテナンス予定日入力：受付
  - 来院履歴：メインテナンス関連：受付

- その他のデータ
  - 処置入力：歯科衛生士、歯科助手、受付
  - 抜歯入力：歯科衛生士、歯科助手、受付
  - 唾液テスト関連の入力：歯科衛生士
  - サブカルテ記入：歯科衛生士

たかはし歯科
データベース基本情報：受付

- 口腔内写真
  - 口腔内写真撮影：歯科衛生士
  - データベースへの入力：歯科医師

- 歯周精密検査
  - 歯周精密検査：歯科衛生士
  - データベースへの入力：歯科衛生士

- アポイント関連
  - 次回アポイント入力：受付
  - 次回メインテナンス予定日入力：受付
  - 来院履歴：メインテナンス関連：歯科衛生士

- その他のデータ
  - 処置入力：
  - 抜歯入力：受付
  - 唾液テスト関連の入力：歯科衛生士
  - サブカルテ記入：歯科衛生士

図2-1-35　各著者の歯科医院における入力の分担制。

たきさわ歯科クリニック

データベース基本情報：受付

- 口腔内写真
  - 口腔内写真撮影：歯科助手、歯科衛生士
  - データベースへの入力：う蝕画面の dft、DMFT は担当歯科衛生士、その他は（たぶんすべて）院長

- 歯周精密検査
  - 歯周精密検査：歯科助手、担当歯科衛生士
  - データベースへの入力：院長

- アポイント関連
  - 次回アポイント入力：受付
  - 次回メインテナンス予定日入力：院長
  - 来院履歴：メインテナンス関連：院長

- その他のデータ
  - 処置入力：
  - 抜歯入力：院長
  - 唾液テスト関連の入力：担当歯科衛生士
  - サブカルテ記入：担当歯科衛生士

たるみ歯科クリニック

データベース基本情報：受付

- 口腔内写真
  - 口腔内写真撮影：歯科衛生士
  - データベースへの入力：歯科衛生士、歯科助手、受付

- 歯周精密検査
  - 歯周精密検査：歯科衛生士
  - データベースへの入力：歯科衛生士、歯科助手、受付

- アポイント関連
  - 次回アポイント入力：歯科衛生士、受付
  - 次回メインテナンス予定日入力：歯科衛生士
  - 来院履歴：メインテナンス関連：

- その他のデータ
  - 処置入力：歯科医師
  - 抜歯入力：
  - 唾液テスト関連の入力：歯科衛生士
  - サブカルテ記入：歯科衛生士

千草歯科医院

データベース基本情報：受付

- 口腔内写真
  - 口腔内写真撮影：歯科衛生士
  - データベースへの入力：歯科衛生士

- 歯周精密検査
  - 歯周精密検査：歯科衛生士
  - データベースへの入力：歯科衛生士、受付

- アポイント関連
  - 次回アポイント入力：受付
  - 次回メインテナンス予定日入力：受付
  - 来院履歴：メインテナンス関連：受付

- その他のデータ
  - 処置入力：歯科医師
  - 抜歯入力：歯科医師
  - 唾液テスト関連の入力：歯科衛生士
  - サブカルテ記入：歯科衛生士、受付

てらだ歯科クリニック

データベース基本情報：受付

- 口腔内写真
  - 口腔内写真撮影：歯科衛生士
  - データベースへの入力：歯科衛生士

- 歯周精密検査
  - 歯周精密検査：歯科衛生士
  - データベースへの入力：歯科衛生士

- アポイント関連
  - 次回アポイント入力：歯科助手
  - 次回メインテナンス予定日入力：歯科助手
  - 来院履歴：メインテナンス関連：歯科助手

- その他のデータ
  - 処置入力：
  - 抜歯入力：
  - 唾液テスト関連の入力：歯科衛生士
  - サブカルテ記入：歯科衛生士

図2-1-35　各著者の歯科医院における入力の分担制。

Step 2-4 ここからチャレンジ！臨床検査などの記録とデータベースの活用！

西すずらん台歯科クリニック

データベース基本情報：受付

- 口腔内写真
  - 口腔内写真撮影：歯科衛生士、歯科助手
  - データベースへの入力：歯科衛生士、歯科助手
- 歯周精密検査
  - 歯周精密検査：歯科衛生士
  - データベースへの入力：歯科衛生士
- アポイント関連
  - 次回アポイント入力：
  - 次回メインテナンス予定日入力：
  - 来院履歴：メインテナンス関連：受付
- その他のデータ
  - 処置入力：歯科医師
  - 抜歯入力：歯科医師
  - 唾液テスト関連の入力：歯科衛生士
  - サブカルテ記入：歯科衛生士

大西歯科

データベース基本情報：受付

- 口腔内写真
  - 口腔内写真撮影：歯科衛生士
  - データベースへの入力：院長
- 歯周精密検査
  - 歯周精密検査：歯科衛生士
  - データベースへの入力：歯科衛生士
- アポイント関連
  - 次回アポイント入力：歯科衛生士
  - 次回メインテナンス予定日入力：歯科衛生士
  - 来院履歴：メインテナンス関連：歯科衛生士　治療関連：歯科助手
- その他のデータ
  - 処置入力：院長
  - 抜歯入力：院長
  - 唾液テスト関連の入力：歯科衛生士
  - サブカルテ記入：歯科衛生士

丸山歯科医院

データベース基本情報：受付

- 口腔内写真
  - 口腔内写真撮影：歯科衛生士
  - データベースへの入力：歯科衛生士、受付
- 歯周精密検査
  - 歯周精密検査：歯科衛生士
  - データベースへの入力：歯科衛生士、助手
- アポイント関連
  - 次回アポイント入力：歯科衛生士、受付
  - 次回メインテナンス予定日入力：歯科衛生士
  - 来院履歴：メインテナンス関連：受付
- その他のデータ
  - 処置入力：
  - 抜歯入力：
  - 唾液テスト関連の入力：歯科衛生士
  - サブカルテ記入：歯科衛生士

まるやま歯科

データベース基本情報：受付

- 口腔内写真
  - 口腔内写真撮影：歯科衛生士
  - データベースへの入力：歯科衛生士、受付
- 歯周精密検査
  - 歯周精密検査：歯科衛生士
  - データベースへの入力：歯科衛生士
- アポイント関連
  - 次回アポイント入力：受付
  - 次回メインテナンス予定日入力：歯科衛生士、歯科医師
  - 来院履歴：メインテナンス関連：受付
- その他のデータ
  - 処置入力：
  - 抜歯入力：歯科衛生士、受付
  - 唾液テスト関連の入力：歯科衛生士、受付
  - サブカルテ記入：歯科衛生士、受付、歯科医師

図2-1-35　各著者の歯科医院における入力の分担制。

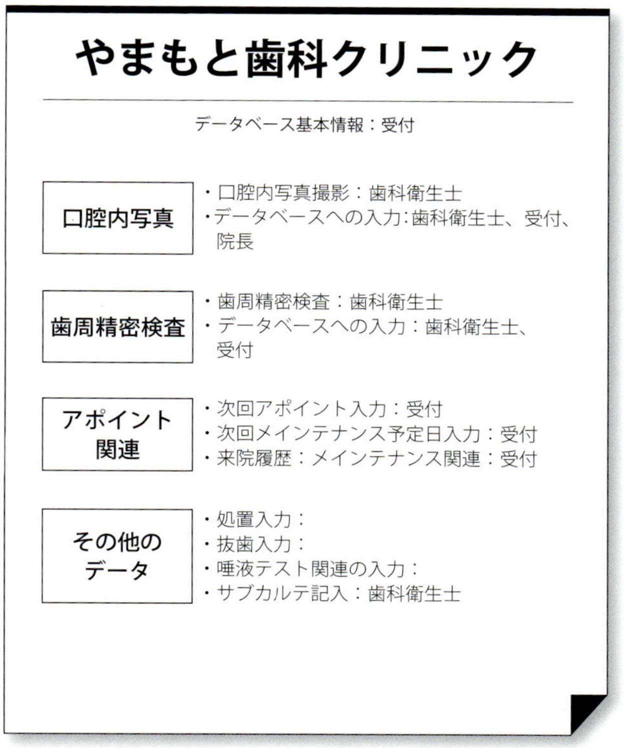

やまもと歯科クリニック

データベース基本情報：受付

| 口腔内写真 | ・口腔内写真撮影：歯科衛生士
・データベースへの入力：歯科衛生士、受付、院長 |

| 歯周精密検査 | ・歯周精密検査：歯科衛生士
・データベースへの入力：歯科衛生士、受付 |

| アポイント関連 | ・次回アポイント入力：受付
・次回メインテナンス予定日入力：受付
・来院履歴：メインテナンス関連：受付 |

| その他のデータ | ・処置入力：
・抜歯入力：
・唾液テスト関連の入力：
・サブカルテ記入：歯科衛生士 |

図2-1-35　各著者の歯科医院における入力の分担制。

Step 2-4 ここからチャレンジ！臨床検査などの記録とデータベースの活用！

①ウィステリアPhotoを使用した記録

私達が用いているウィステリアPhotoについて解説します。**図2-1-36〜42**は

 a. メニュー画面、
 b. う蝕画面、歯周病画面、
 c. 口腔内写真表示画面（9枚、比較、4枚比較）、
 d. 集計画面

です。このソフトは、う蝕や歯周病に関する情報の記録、口腔内写真の表示の他、様々な集計機能を備えています。院内でネットワークを組むことによって、どのチェアにいても患者に説明できるなど、データをより有効に活かすことができるようになります（**図2-1-43**）。

図2-1-44は、ウィステリアPhotoのDMF歯数と残存歯数を入力するフィールドです。この画面には、他にも担当歯科医師、歯科衛生士、メインテナンスの間隔や次回予定日などのフィールドがあり、長期のメインテナンスを効率よくできる工夫がなされています。

●ウィステリアPhoto メニュー画面から

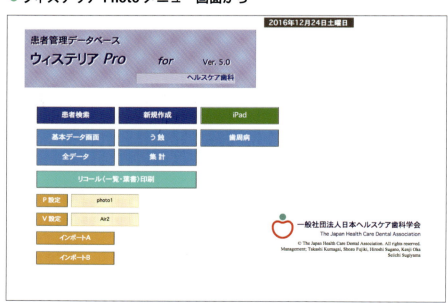

図2-1-36 ウィステリアphotoのメニュー画面。ここから新規作製、う蝕画面、歯周病画面などへ移動できる。現在次期バージョンアップを予定している。

● う蝕画面

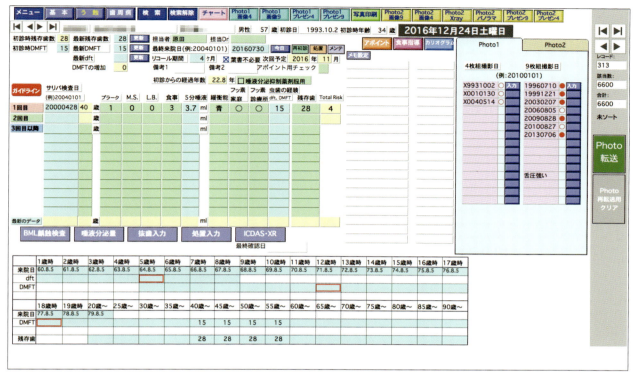

図 2-1-37 主にう蝕に関する情報が記録される。カリエスリスクテストの結果や dmf 歯数、DMF 歯数の年齢による推移もひと目でわかる。

● 歯周病画面

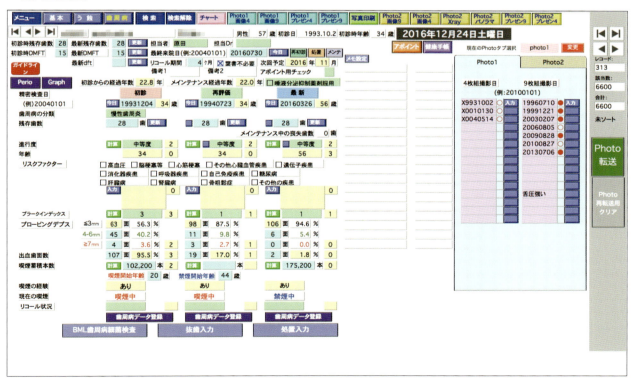

図 2-1-38 主に歯周病に関する情報が記録される。ここでは、初診、再評価、最新の情報が表示されているが、実際はすべての情報が残されている。

Step 2-4 ここからチャレンジ！臨床検査などの記録とデータベースの活用！

● 口腔内写真表示画面

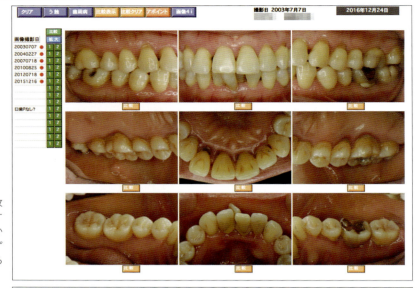

図 2-1-39　9枚法全体を表示する画面。ここからさらに1枚ずつ拡大して見ることができる。

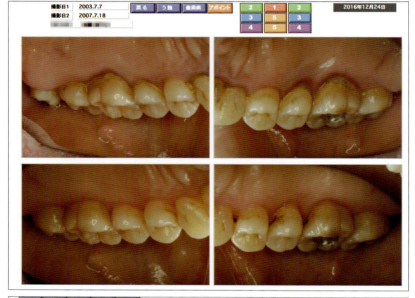

図 2-1-40　初診と再評価。初診と治療後など、比較したい異なった日付の写真を上下に標示できる。この患者では、口蓋側の歯肉の改善がよくわかる。

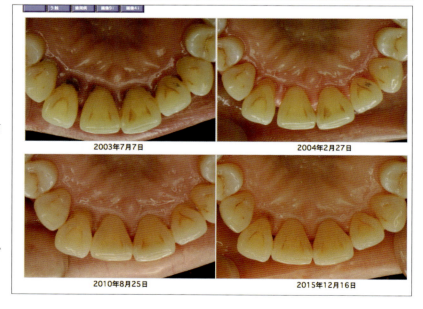

図 2-1-41　一箇所の変化を4回の時点まで記憶させて表示する機能もある。
左上：初診時
右上：再評価時
左下：約7年後
右下：約12年後。
良い状態が維持されていることがわかる。

● **集計画面**

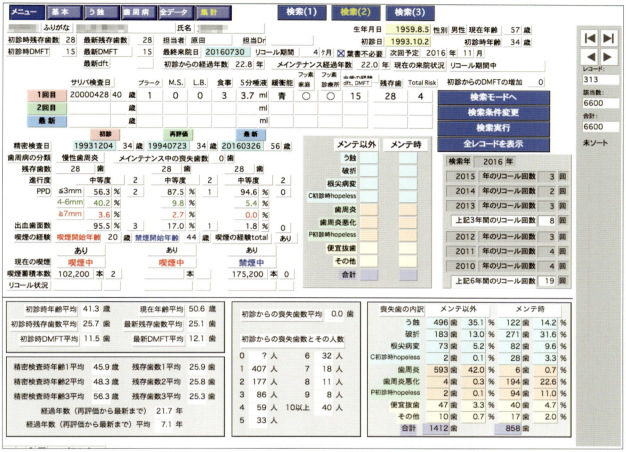

図 2-1-42 すべてのデータを検索して集計することができる。例えば、
初診日：1995 年 1 月 1 日～ 1999 年 12 月 31 日
歯周病進行度：中等度
喫煙経験：なし
最終メインテナンス日：2017 年 1 月 1 日以降
のように検索して、
初診時と最新の平均年齢
初診時と最新の残存歯数
初診時と最新の DMF 歯数
抜歯の原因
　などが瞬時に表示される。

Step 2-4 ここからチャレンジ！臨床検査などの記録とデータベースの活用！

● チェアにいても患者に説明できる

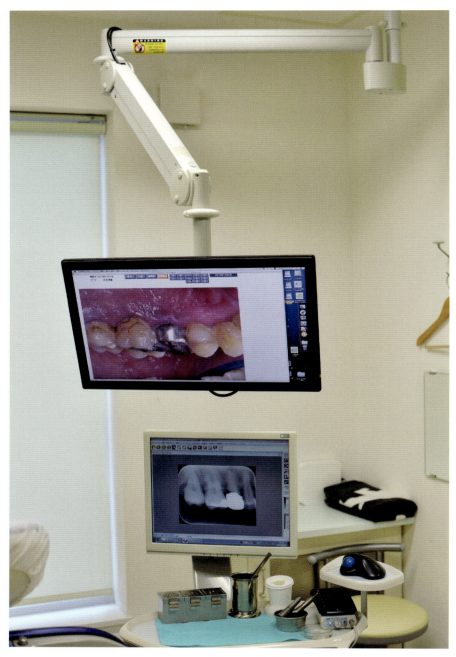

図 2-1-43　たきさわ歯科クリニックでのウィスタリアのデータ活用例。診療の際にはデンタルエックス線写真と共に口腔内写真も常に表示されている。

● DMF歯数と残存歯入力画面

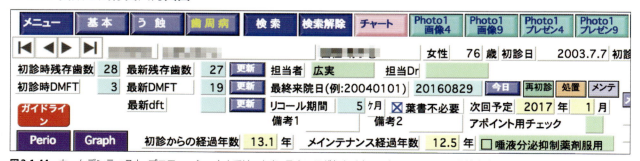

図 2-1-44　ホームデンティスト・プロフェッショナルでは、メインテナンスが欠かせない。ウィスタリアに、最終来院日とリコール期間を入力すると、自動的に次回のメインテナンス予定日を計算して表示できる。これを活用することで、メインテナンス率を高めることも可能となる。

2. 歯周組織検査

初診時年齢48歳の男性の症例を例に説明します（**図 2-1-45a 〜 e**）。ウィステリア Photo では、歯周病の分類、進行度、検査時の残存歯数、リスクファクターなどのデータと、6点法のプロービングデプス、BOP、PCR、歯の動揺度を入力できます（**図 2-1-45c**）。入力したデータは、1枚の画面にすべてを表示できるため、とてもわかりやすくなっています（**図 2-1-45d**）。

データの入力は、初診時、再評価時、そして毎回のメインテナンス時に行うため、データベースに一人ひとりの患者の履歴が残ります。それらの連続したデータから、初診時、再評価時、最新のデータを表示するのが歯周病画面です（**図 2-1-45e**）。

この画面を見れば、初診時からのプロービングデプス、BOP や残存歯数の変化、メインテナンスの継続期間など歯周治療に関するすべての情報を一覧できます。

また、この画面には歯周病に関するデータの他に担当歯科医師や歯科衛生士、口腔内写真の撮影日、メインテナンス間隔、次回予定日、さらには自由に項目を設定できるメモ欄も備えています。

このようにして、一人ひとりの患者のデータをコンピュータに記録しておけば、自院で行った歯周治療の結果をいつでも自由に検索することができるようになります。

48歳男性の例でみてみよう

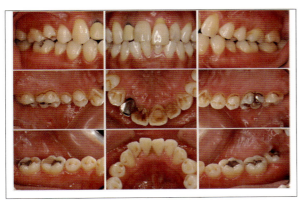

図 2-1-45a 口腔内写真。

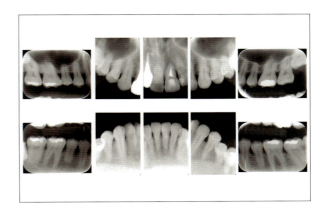

図 2-1-45b デンタルエックス線写真。

Step 2-4 ここからチャレンジ！臨床検査などの記録とデータベースの活用！

- 48歳男性の例でみてみよう
- 6点法のプロービング値、BOP値、PCR、動揺度を入力

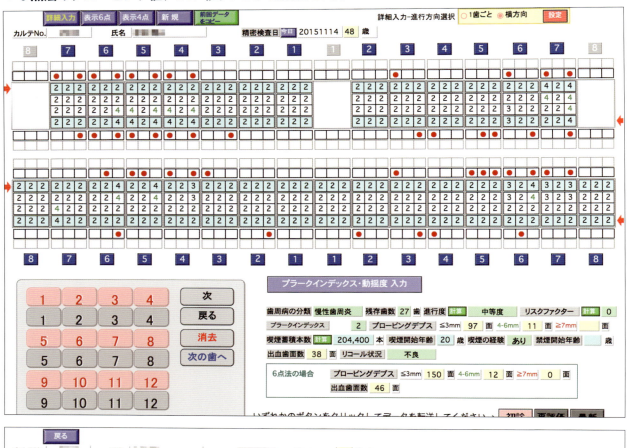

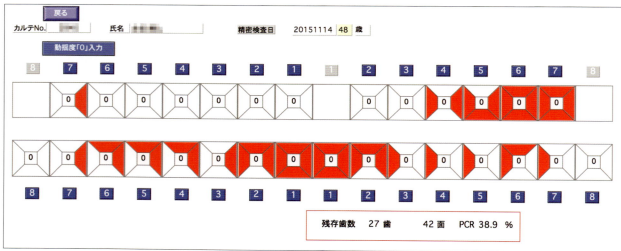

図2-1-45c　歯周精密検査の入力画面。

● 6点法のプロービングデプス、BOP値、PCR、動揺度を入力

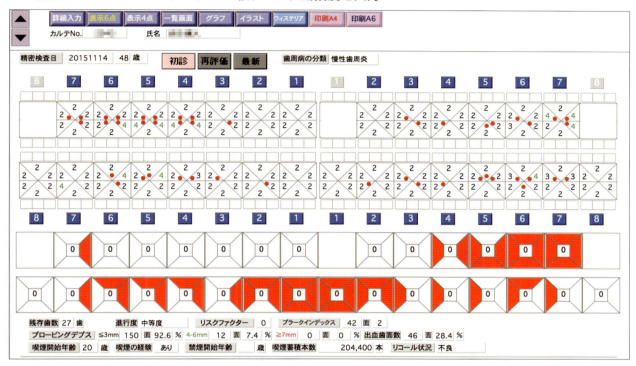

図 2-1-45d　歯周組織検査の表示画面。すべての情報がこの一面に表示されている。スクロールすることで順次データを表示できる。

● 初診時、再評価時、最新のデータを表示する歯周病画面

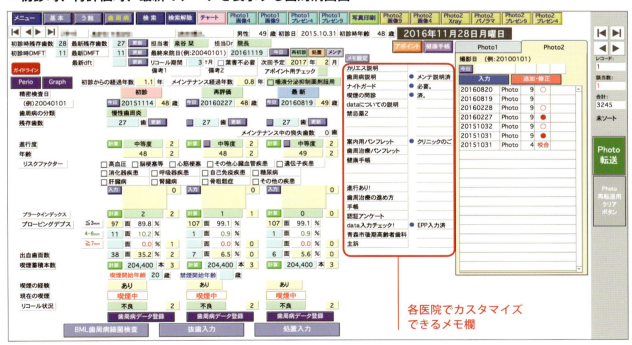

図 2-1-45e　初診、再評価、最新のデータを見ることで、患者の歯周病の全体像を把握することができる。

Step 2-4 ここからチャレンジ！臨床検査などの記録とデータベースの活用！

3. 喫煙経験

①それまでの喫煙経験の有無、喫煙総本数、禁煙の有無を問診

歯周治療を適切に行うためには、患者の喫煙に関する情報が不可欠です。初診時にそれまでの喫煙経験の有無、喫煙総本数、禁煙の有無を問診します（**図2-1-46**）。そのデータをウィステリアPhotoに入力します。喫煙本数は、図のような計算画面を用いて入力します。

②歯周治療後の喫煙状況や禁煙情報も重要

禁煙指導は、歯周治療の最も重要な項目の一つです。歯周治療を始めてからの喫煙状況や禁煙した情報も記録しておきます（**図2-1-47、48**）。

● 喫煙経験の有無、喫煙総本数、禁煙の有無を入力

```
[現在の歯みがきの習慣についてお尋ねします]      お名前 _____
 1.歯みがきはいつ、どのくらいしていますか（いくつでもチェックしてください）
   □起床後（    分間）  □朝食後（    分間）  □昼食後（    分間）
   □夕食後（    分間）  □就寝前（    分間）  □間食後（    分間）
 2.夜の歯みがき後に飲食しますか  （□しない    □する時もある）
 3.歯みがき剤を使っていますか（□毎日使う  □時々使う  □使わない）
 4.歯みがき剤はフッ素入りですか（□はい  □いいえ  □わからない）
 5.どのような道具を使っていますか
   □歯ブラシ    □糸ようじ（デンタルフロス）  □歯間ブラシ    □電動歯ブラシ
   □うがい薬（デンタルリンスなど）  □その他（            ）
 6.歯ブラシはどれ位で交換しますか  （    日  あるいは    カ月）
[今までに歯科医院で歯みがきについての指導を受けたことがありますか]
            □はい                □いいえ
[歯間ブラシや糸ようじ（デンタルフロス）の指導を受けたことがありますか]
            □はい                □いいえ
[今までに歯科医院で歯石を取ってもらったことがありますか]
            □はい                □いいえ
            ↓
   それはいつごろですか    （    カ月前  あるいは    年前）
   歯石を取ってもらった後に何か不都合はありましたか
   （                                       ）
[歯周病の進行を速める喫煙の状況についてお尋ねします]
   ①タバコをすったことがありますか？
      □はい    （    歳頃から）              「はい」の方
      □いいえ
   ②一日あたりだいたいどのくらいの本数をすわれていましたか？
         歳〜    歳    本
         歳〜    歳    本
         歳〜    歳    本
         歳〜    歳    本
   ③現在もすっていますか？
      □はい  （一日約    本）      □いいえ
   ④受動喫煙について
      同居している家族の方、職場、その他毎日のおつき合いの中で、
      他人のタバコの煙をよくすっている方だと思いますか？
      □大変思う    □思う    □思わない    □わからない
```

図2-1-46 当院で用いている初診時に歯磨きの習慣と喫煙に関する問診票。ウイステリアに入力するのと同じ形式に揃えてある。

● 歯周治療開始後の喫煙、禁煙情報を入力

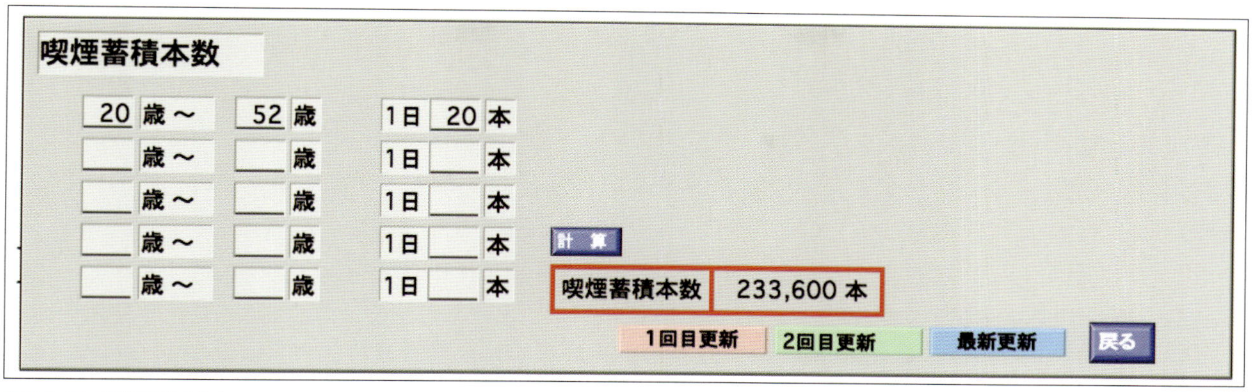

図 2-1-47 喫煙情報の入力。

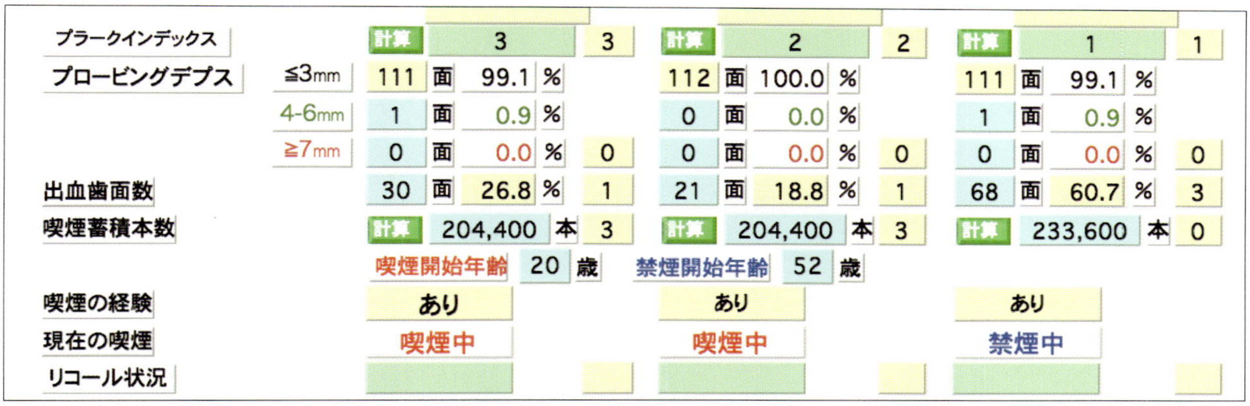

図 2-1-48 初診時に喫煙開始年齢が入力されていれば、喫煙の経験が「あり」と表示される。その後、喫煙された場合は、その年齢を入力することで現在喫煙中であることが表示される。このような情報を用いて、喫煙中の患者の治り具合と、禁煙した患者の治り具合の違いを調べることができる。

Step 2-4 ここからチャレンジ！臨床検査などの記録とデータベースの活用！

4. 来院履歴

①「初診」「再診」「処置」「メインテナンス」ごとに入力

ウィステリアPhotoでは、来院毎に「初診」「再初診」「処置」「メインテナンス」の4つの項目の中から入力します。保険診療では、再初診であっても「初診」扱いになりますが、ウィステリアPhotoでは初めて来院された日を「初診」、その後は「再初診」と定義することによって、何年前から来院されているかを常に把握できるようにしています（図2-1-49）。

②最も重要な目的は、メインテナンスにきているかを調べること

この来院履歴の一番重要な目的はメインテナンスに来ているかどうかを調べることです。そのため、歯周治療の場合には検査から歯周基本治療、再評価までは「処置」、その後から「メインテナンス」と入力します。また、メインテナンスを行った同じ日に処置も行っている場合は、メインテナンスを優先して入力します。

この来院履歴を利用することで、直近の6年間に何回メインテナンスに応じているか、あるいは継続してメインテナンスに来ている人と中断経験がある人を分けて検索する、などを容易に行うことができます。

● 来院ごとに入力する

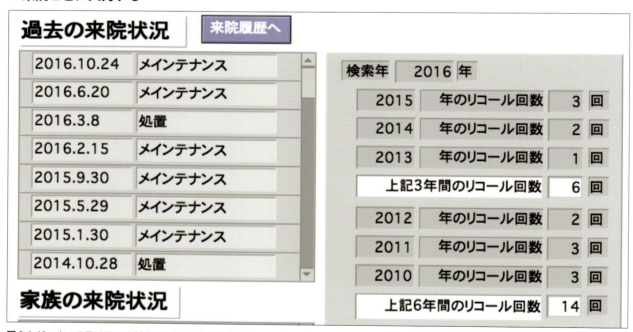

図2-1-49 ウィステリアには来院日とその目的が入力されているため、来院しているかどうかだけでなく、年間のメインテナンス回数が判別できる。この患者は直近の6年間に14回のメインテナンスを受けており、ほぼ定期的にきていることがわかる。

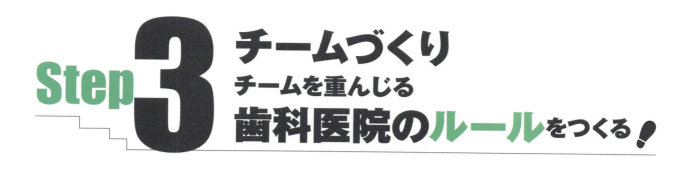

Step 3 チームづくり
チームを重んじる歯科医院のルールをつくる！

1. チーム全員で共通理念を持とう

①患者に良いと思うことをする

院長とスタッフ、歯科医師と歯科衛生士、歯科助手、受付、歯科技工士は、それぞれ立場が違います。立場が違っても一致協力するための目標をしっかりと決めておけば、それに向かって全員が常に前向きな気持ちになれるはずです。

筆者は「患者に良いと思うことをする」を物事を決める際の基本ルールにしています。例えば、口腔内写真撮影や、患者データをコンピュータに登録することは結構手間がかかるものです。面倒なことは避けて通りたいと思うのが人情ですが、これは「患者に良いと思うことをする」ですので、前向きにがんばってもらいます（**図 2-1-50**）。

②歯科衛生士のアポイント時間も同じ観点で設定する

また、経営的には、歯科衛生士により多くの患者を診てもらいたいと考えがちですが、そうなると、アポイント時間を短縮することになります。しかし、歯科衛生士自身が納得できる診療をするには最低限必要な時間があります。この場合も「患者に一番良いこと」をするために双方が知恵を出し合って適正な時間を決めています。

③患者中心に考えることが医院の文化を育む

このような習慣が歯科医院内の文化になれば、スタッフは常に「患者に何ができるのか」、「何をすべきか」を考える習慣がつきます。逆に院長がいつも効率や収益のことばかり言い続けていると、スタッフは患者のことを考える前に院長の顔色を窺うようになってしまい、真のホームデンティスト・プロフェッショナルの道からは外れていってしまうのです（**図 2-1-51**）。

Step 3 チームづくり
チームを重んじる歯科医院のルールをつくる！

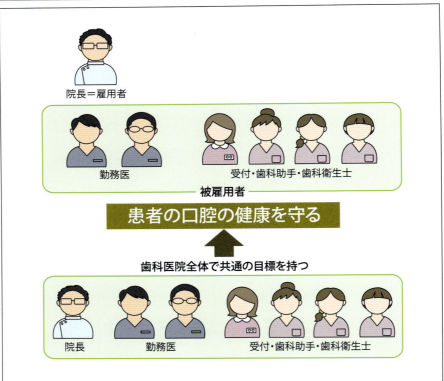

図 2-1-50 院長とスタッフは雇用者と被雇用者という越えられない立場の違いがある。しかし、医療に従事する者として共通の目標を持てると、チームとしてのまとまりができる

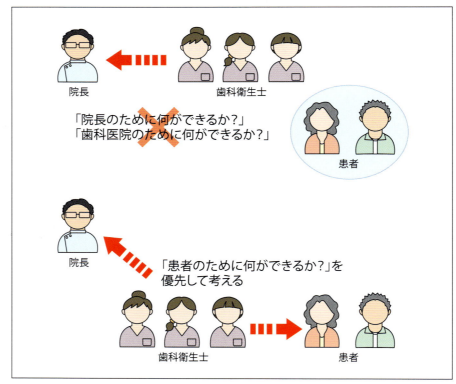

図 2-1-51 スタッフが院長の顔色を窺うのではなく、患者に何ができるかを考えるチームになりたい。その分スタッフからは次々と要望がでてくるため、院長にとっては厳しいこともあるが、がんばろう！

2. 歯科医院としてのハーモニー

①チームの役割分担はオーケストラと同じ

歯科医院はいわば、「オーケストラ」です。オーケストラの指揮者は、演奏する曲に関し、その時代の背景、作曲者の生い立ちや性格、作曲時の心情なども理解しておかねばならないそうです。私達院長が疾患の病因論をしっかりと理解することと同じです。

しかし、指揮者だけが優れていても素晴らしい演奏は生まれません。指揮者はオーケストラのメンバーの個性を読み取り、それぞれの技術を向上させるだけではなく、全体のハーモニーを大切にしていきます。メンバーは、それぞれのパートのプロとして誇りを持ちつつ、他のパートのメンバーと協調してこそ素晴らしい音楽が醸し出されていきます。

②良いハーモニーを生み出させるかは院長の腕次第

歯科医院も同じです。院長は、まず、う蝕や歯周病の病因論を正しく理解しておかねばなりません。そして、歯科衛生士などスタッフの知識や技術を高めると共に、スタッフ同士が尊敬しあえる「良いハーモニー」を生み出す工夫をしていかなければなりません。

③各職種の役割分担を明確に

歯科医院には歯科医師、受付、歯科助手、歯科衛生士、歯科技工士など職種の異なるスタッフがいます。それぞれが明確な役割を受け持つことで、お互いが必要とされる、また尊敬される関係になることができます。受付や歯科助手がいるから歯科衛生士は、安心して仕事に打ち込める、歯科衛生士が十分能力を発揮できるからこそ歯科医院の経営も安定し、その他のスタッフが安心して働けるようになります。

④先輩と後輩が医院の文化を受け継ぐことが重要

役割分担の他にも、先輩と後輩が歯科医院の文化を受け継ぐことも重要です。例えば、SRPの技術は非常に繊細で外部のセミナーを受けても簡単にマスターできることではありません。基本を学ぶために外部のセミナーを活用することは有効ですが、毎日の臨床で浮かんでくる疑問を先輩に親身になって教えてもらうことで、先輩と後輩の良い関係が生まれます。先輩にとって教えることは時間もかかり大変ですが、後輩が早く上達できればそれだけ多くの患者を救うことができます。後輩はしっかりと先輩が教えてくれるからこそ、先輩を目標としてがんばろうとします。そういう文化を創りあげることが歯科医院の素晴らしいハーモニーにつながってきます。

Step 4 歯科医院全体で 歯科衛生士の育成 歯周基本治療を行うには

1. 歯科衛生士のスキルアップ

①最初は口を触るところから

　歯科衛生士のスキルアップのためには、①基本を学ぶ、②実際に体験する、という手順を繰り返すことが必要です。歯科医師も同様ですが、国家試験に受かったから何でもできるわけではありません。最初は口腔を触ることから始まります。

　口腔内の診査、口腔内写真やエックス線写真、歯周病についての説明、う蝕予防のための唾液検査の説明がきちんとできるようになるためにも、トレーニングが必要です（図2-1-52〜54）。その後、口腔清掃指導から始まって、歯肉炎や初期の歯周炎、そして中等度の歯周炎を担当することになります。

②成功体験をもたせることの重要性

　歯科衛生士のスキルアップで最も重要なのが、②の実際に行った時の成功体験です。ブラッシング指導によって炎症が消退した、SRPによってプロービングデプスが下がった、あるいはエックス線写真で歯槽骨の改善が見られた、という小さな成功体験が次への意欲に繋がります。その成功体験を得るためには、規格性のある口腔内写真、エックス線写真が重要な働きをします。そして、院長の大切な役割は、毎日歯科衛生士の仕事の結果を見て、良かったところを伝えて共に喜ぶことです。

2. 患者の配当をどうする？

①「こんなものか」という見えない壁をつくらない

　もう一つのスキルアップのために重要なことは、「治る」というイメージを歯科衛生士自身が明確に持てるようにすることです。稚拙な施術では決して良い結果は得られません。それを繰り返していると「歯科衛生士が行う歯周治療とは、こんなものか」という見えない壁が歯科医院の中にできてしまいます。いったんこの壁ができてしまうと乗り越えるのは難しくなります。

　この見えない壁を院長がつくっているケースを時々目にします。効率を優先して、短時間の施術を要求し、歯科衛生士が納得できる施術時間が確保できない場合です。SRPの技術はとても高度です。「しっかりとやり遂げた」と歯科衛生士が納得して終わる習慣をつけなければスキルアップにはつながりません。歯科衛生士の技量、施術する箇所の重症度によって、臨機応変に対応していくことが大事です。

②良質な症例をたくさん見せて疑似体験させる工夫を

　壁をつくらないためには、良質な症例をたくさん見て疑似体験することです。本シリーズの第1巻にはたくさんの症例が掲載されていますので、一つずつ丁寧に読んでください。

　もう一つの解決法は、経験豊かな歯科衛生士に自分の患者を施術してもらって、その治癒の状況をしっかりと見ることです。適切なSRPをすればこのように治っていくのか、という体験をすることで目標が見えてきます。

● **歯科衛生士として、初めて患者に口腔内写真を説明するための練習用紙**

口腔内写真説明
　　　　　患者氏名

1. プラークの状態

2. 歯肉縁上・縁下歯石

3. 歯肉の炎症

4. 歯肉退縮、クレフトなど

5. 根面う蝕

6. 二次う蝕

7. その他

図 2-1-52 最初は、モニターの画面に映っている写真の"何を見るか？"からスタートする。見るべきことを見落とさないようにする練習である。これを先輩歯科衛生士に任せず、院長が新人スタッフが書いたことを細かくチェックすることが大事。スタッフの考えていることがよくわかり、勉強になる。

Step 4 歯科衛生士の育成
歯科医院全体で歯周基本治療を行うには！

● 口腔衛生指導段階のための練習用紙

口腔内写真説明

　　　　　患者氏名

1. 口腔内写真の状況

2. 問題だと思うことを箇条書きにして順序をつけてみよう

3. 指導のポイントを順序をつけて考えてみよう

図 2-1-53 口腔内写真一枚からでも、歯石や歯肉の炎症の状態だけでなく、ブラッシングの様子や癖も見えてくる。その中から問題点を探し出し、さらに何から指導すべきかを考える練習をする。このような、新人スタッフと院長や先輩スタッフとのキャッチボールが良き文化となる。

●唾液検査後の説明のための練習用紙

唾液検査総合評価をまとめるために
カルテ番号　　　　患者氏名

1. 唾液検査の結果
   - CAT21
   - 唾液分泌量：　　　　ml/5分
   - 飲食の回数
   - 生活習慣
   - プラーク
   - 歯磨き習慣
   - フッ素

2. 考慮すべき状況（家庭環境、生活習慣、保護者の関心度など）

3. 総合的に判断したリスク

4. 理想的な予防プログラム
   -
   -
   -
   -
   -
   -
   -

5. 現実的な予防プログラム
   -
   -
   -
   -

図 2-1-54　唾液検査後の説明のための練習用紙。コンピュータに数値を入力すれば自動的に結果が出てくるソフトウェアがあるが、生活環境や個性がそれぞれ異なる人に適切な結果が出されるとは到底考えられない。目の前の患者の家庭環境や生活習慣などを考慮して考える習慣をつけるべきである。さらに、理想的なプログラムを作っても患者に受け入れられなければ失敗する。理想的なプログラムを考えた上で、受け入れられる現実的なプログラムを考えていく。ホームデンティスト・プロフェッショナルでは、5年、10年おつきあいすることが前提であるため、最初からすべてを伝える必要はなく、信頼関係を築きながら少しずつ伝えていけばよい。

歯科医院に伝わる文化 — 特にSRPに関して

藤木 省三

　一言で、「日本」といっても地域によって様々な文化があるように、歯科医院にも文化があるように思います。スタッフが変わっても、良いところを先輩から後輩へと継承していくようにしたいものです。新人が入ってきた時に先輩が考え方や技術をしっかりと伝える、新人は先輩から教えてもらったことでがんばろうと思う、その循環ができれば文化が伝わったことになります。

　特にSRPの技術は歯科医院内で統一し、一つの文化を創っておくのがよいと思います。院長が闇雲にスタッフを色々なセミナーに行かせたりすると、色々なやり方が院内で混在することになってしまいます。キュレットの種類がやたらと増えたり、新人が先輩に質問しようと思っても誰に聞いてよいかわからなくなってしまいます。歯周治療で最も重要な技術であるにもかかわらず、これでは、チームとしてのまとまりがなくなってしまいます。

3. 歯科衛生士のアポイントの組み方と時間配分のしかた

①初診時に考慮すべきこと

歯科衛生士のアポイントの組み方を考える際に考慮すべきことは、STEP3の「患者に最適のことができる」ことと、STEP4の「しっかりやり遂げた」と思えることです。そのためには、進行度の違いや患者の状況を考慮して時間内に行うSC、RPの歯の本数を変えていく必要があります。初診時に治療計画を立てる際によく考えておきましょう（**CASE2-1**）。

②メインテナンス時に必要な時間配分

メインテナンスのアポイントと時間配分もよく考えておかなければなりません。メインテナンスに入れば毎回同じようなことをすると考えがちですが、5年、10年とメインテナンスを続けていると二次う蝕、修復物の脱離や破折、セメント質剥離など思いがけない問題が起こることがあります。また、前回のメインテナンス以降に大きな病気やケガ、生活環境の変化が起こることもあります。

【CASE2-1】 大西歯科　計画表の一例

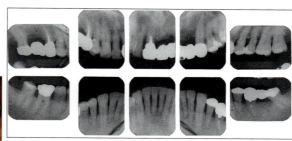

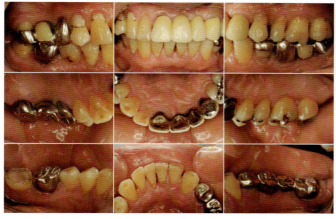

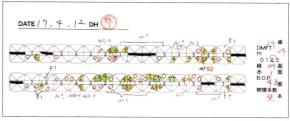

初診時70歳の男性の歯周治療計画表。中等度歯周炎の治療経験が浅い歯科衛生士が担当した。歯周治療のアポイント時間は60分を確保しているが、自分で確実にSRPができる予定を計画する。

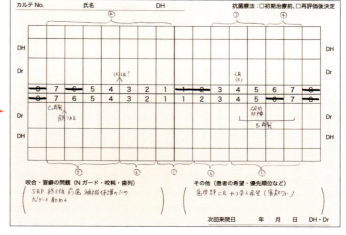

Step 4 歯科衛生士の育成
歯科医院全体で歯周基本治療を行うには!

全身状態や患者の生活環境、口腔内の状況を詳細に把握することが歯科衛生士のプロフェッショナルとしての役割だと考えています。そのような事態を見逃さないようにするには、余裕のあるアポイント時間が必要です（**図 2-1-55**）。

③診療以外の時間も確保する

もう一つ歯科衛生士のアポイントについて注意しておくべきことは、1日の診療時間中に診療以外の時間を確保することです（**図 2-1-56**）。朝から終了までびっちり予約が入っているのがプロフェッショナルらしく思われるかもしれませんが、すべきことは診療だけではありません。

今日行った患者を振り返ってサブカルテを書く時間も必要ですし、シャープニングをする時間も必要です。それだけでなく、翌日など次の患者のサブカルテを読み、口腔内写真やデンタルエックス線写真を見て予習することも不可欠です。患者の情報をしっかりと理解しているからこそ、確かな診療ができますし、成長もできます。歯科医院の総合力の向上という視点から見れば、患者向けのパンフレットや様々な資料をつくる時間も重要です。

先輩がいる歯科医院で新人教育を行う場合には、新人と先輩と二人ペアで予約をとることもよくあります。新人が行ったプロービングやSRPを先輩がチェックすることで、正しい処置を早く身に付けることができるようになります。このようなことを考えると、少し余裕を持ってスタッフを採用できれば理想的です。

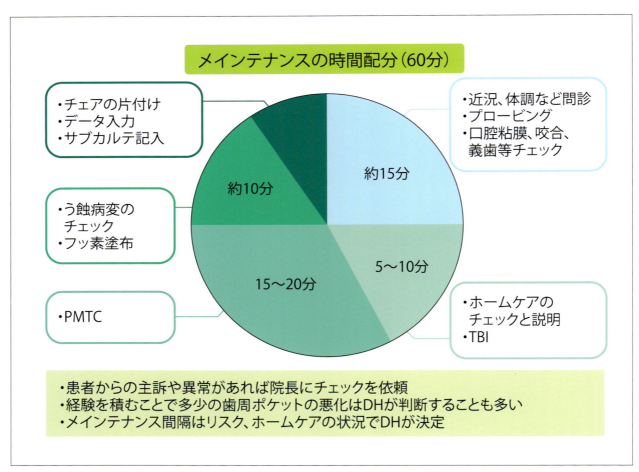

図 2-1-55 当院でのメインテナンスの時間配分。メインテナンス時間は60分だが、問診やチェックに多くの時間を必要としていることがわかる。

● 当院のアポイントソフトの画面

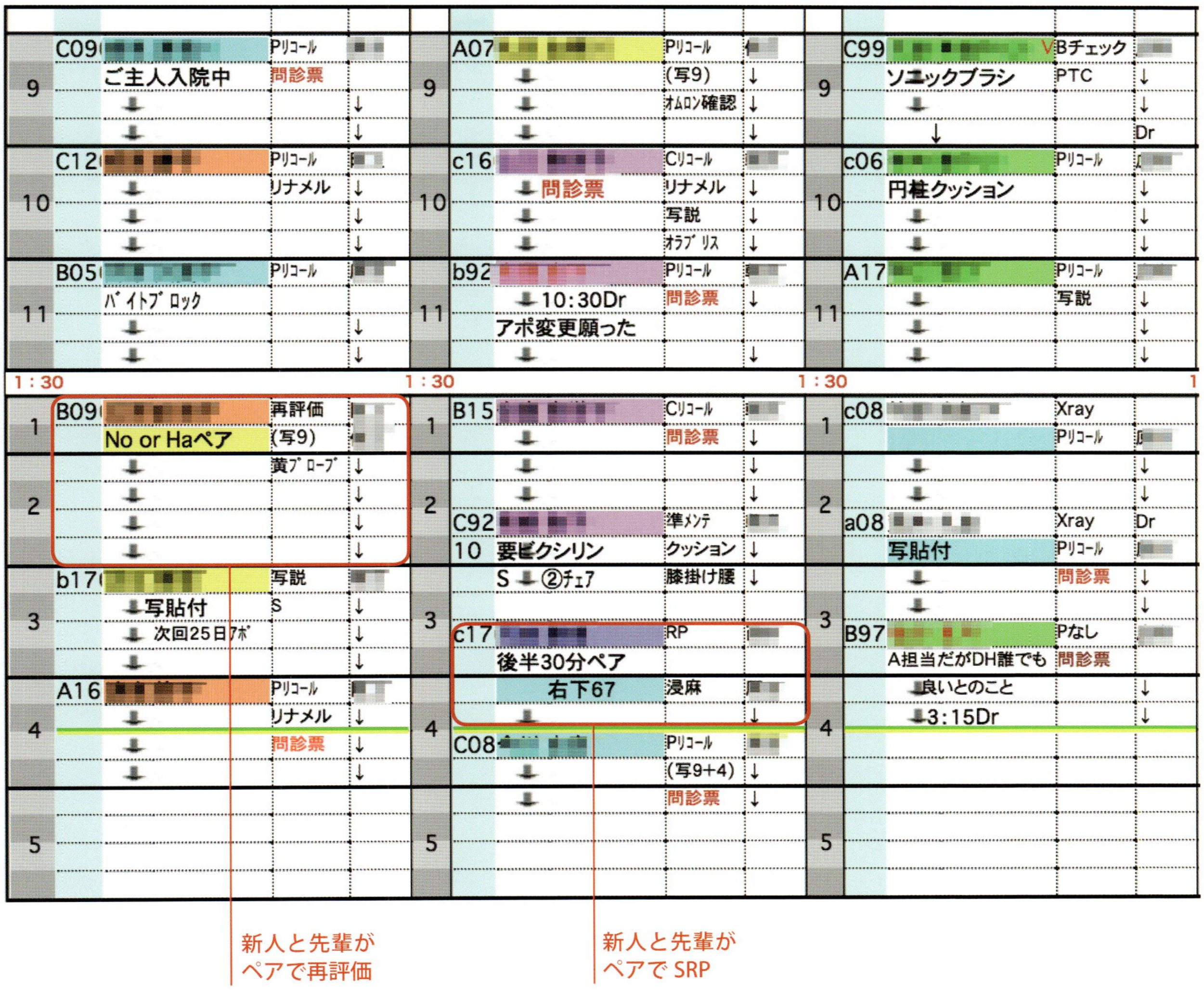

図 2-1-56　それぞれの歯科衛生士ごとに背景の色が決まっているのでわかりやすい。一人の歯科衛生士が朝から夜まで患者の予約が入ることはなく、シャープニング、復習、予習をする時間を確保している。午後1時30分からは、新人が行った歯周基本治療の再評価を先輩とペアで予約をとっている。午後3時30分からは、難しい部位のSRPをアポイント時間の後半を先輩とペアで予約をとり、適切にSRPができているかどうかをチェックしている。新人教育では、このようなことを地道に行うことが求められる。

Step 4 歯科衛生士の育成 歯科医院全体で歯周基本治療を行うには！

④最初からすべての患者に同じ対応は不可能

これからホームデンティスト・プロフェッショナルをめざそうとして新規開業する、あるいは方向転換する場合に直面する問題が患者の配当です。歯科医院の総合力を高めている途上では、来院するすべての患者に同じように対応することは困難です。

⑤すべてが中途半端にならないように

これまでに多くの歯科医院を見てきて感じたことは、すべての患者に同じように対応しようとし、逆にすべてが中途半端になっているということです。これでは、何年経っても成長はあり得ません。いつまで経っても「治らない」「やり遂げた実感がない」という状態が続き、最も重要な「小さな成功体験」がないために、仕事も面白くなく長続きがしません。

そうならないためには、"将来の患者"を救うために"現在の患者"への対応を変えていかなければなりません。新人やまだ育成途中の歯科衛生士には、"非喫煙者"、"真面目でこちらの言うことを理解してもらえる人"、"初期から中等度歯周炎"の患者から配当し、良くなる成功体験を早く経験してもらうことです。

⑥とにかく来院し続けてもらうことが大事

そうは言っても、歯科医院としてはそれ以外の患者を診ないわけにはいきません。その時は、目標をホームケアの改善とメインテナンスに来てもらうこととし、目標を少し低くして、とにかく来院していただくことです。来院していただいていれば、1年、2年後に歯科衛生士が力を付けて歯科医院の総合力が高まった時点できちんとした歯周治療を始めることが可能です。

⑦院長として歯科衛生士がどこまでできているかを常に把握する

院長の重要な役割は歯科衛生士の育成です。自院の歯科衛生士がどこまでできているかを常に把握して、新患を配当する場合には今までよりも少し難しい患者を配当することで少しずつ成長できるように配慮します。

4. 歯周基本治療に必要な器具・器材の考え方、整理のしかた

①キュレットは消耗品

図 2-1-57 は当院の歯科衛生士が使っているキュレットです。滅菌は専属の歯科助手が行いますが、必要なキュレットの購入や廃棄、シャープニングは各歯科衛生士が行い、各自専用のキュレットを管理しています。担当患者が多くなればキュレットの廃棄や購入がそれに連れて増えますが、これらは消耗品と考えておくのがよいでしょう。

②キュレットは自分で管理、数、種類は多くてあたり前

歯周基本治療やメインテナンスでは、歯周ポケットの深さや広がり、歯石や沈着物の状況によって、新品に近いキュレットから使い込まれて細くなったキュレットまで、同一の番手のキュレットでも複数本準備をしておかなければなりません（図 2-1-58）。また SRP の途中でも切れなくなれば新しいキュレットに交換しなければならないこともあります。

このように一人の歯科衛生士が管理するキュレットがかなり多くなりますが、自分専用と思うことで大切に使う気持ちも育つように思います。

Step 4 歯科衛生士の育成
歯科医院全体で歯周基本治療を行うには♪

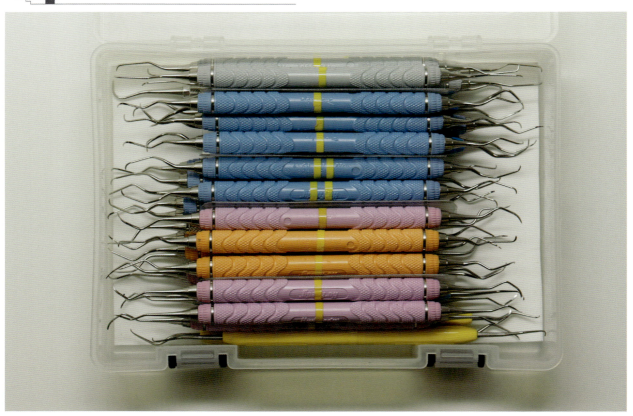

図 2-1-57 一人の歯科衛生士が使うキュレット。

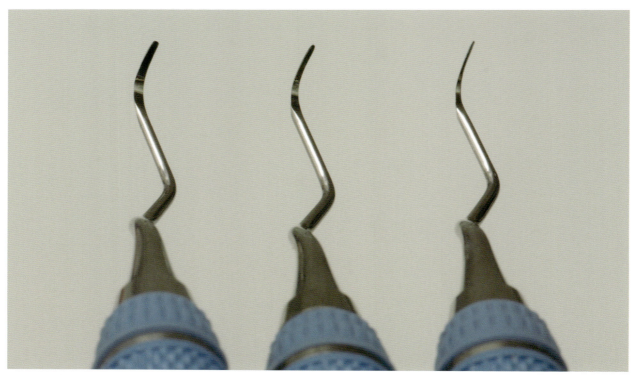

図 2-1-58 左は新品に近いキュレット。中央は約半分近くまでシャープニングされた状態。深い歯周ポケットがある部位では、中央のようなキュレットを使うことでポケット底まで施術することが可能になる。右はメインテナンス時の非常に狭いところのバイオフィルムの除去に用いる。このように同一の種類のキュレットでも複数の本数が必要となる。

5. 歯科医院のレベルアップ

①歯周基本治療と再評価のレベルアップ

　ここ数年、色々な歯科医院の相談を受けていて、歯周治療で一番難しいのは歯肉縁下の歯石の探知だと思うようになりました。術前に正しく探知ができていないために歯石が残ってしまって、うまく治らないケースが多いようです。術前、術中、術後にプローブをあらゆる方向に動かしながら探知します（**図 2-1-59**）。

　CASE2-2 は、再評価の時に病的な歯周ポケットが残ってしまった例です。再評価の時はわからなかったのですが、もう一度丹念に診査した結果歯石の残存がわかり除去することによって良好な結果となりました。

②症例検討の場を設ける

　もう一つ歯科医院のレベルアップに欠かせないのが、症例検討の場です。忙しい毎日の中で歯科衛生士同士が症例の相談をする時間はなかなかとれません。いつの間にか、自分で壁をつくってしまってしまう場合もあります。そういう時に、他のスタッフの症例を見ることで疑問が解消したり、問題を共有して解決の糸口が見つかる場合もあります。院長と共に症例検討の時間を持てれば、歯科医院全体で情報の共有も可能です。

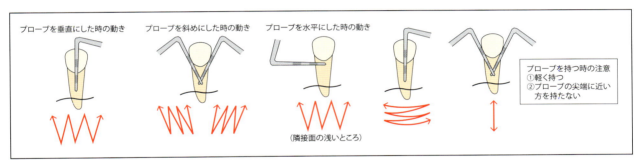

図 2-1-59　術前、術中、術後にプローブをあらゆる方向に動かしながら、歯石を探知する。

【CASE2-2】再評価時にポケットが残ってしまった例

初診時63歳、女性。歯周基本治療後の再評価で 4| に 6-7mm のポケットが残った。再評価時には歯石の残存に気づかなかったが、再々評価時に残存歯石を探知し、再 SRP を行った。結果、良好な治癒が得られた。

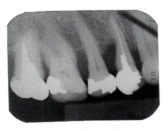

［再評価時63歳］

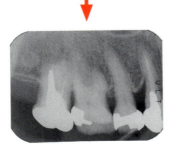

［再再評価時69歳］

開業すぐの 歯科衛生士の育て方

丸山 俊正

①大きな心で見守ろう

歯科医師にとって「開業」は一生に一度の大勝負であり、数年かけて準備を行ってきた先生も多いことでしょう。ですが、ヘルスケア歯科診療は院長一人では成り立ちません。優秀な歯科衛生士や歯科助手、受付がいて初めて成り立つのです。

理想に燃える院長は、ついついスタッフにも高いレベルを求めがちです。しかしながら、開業直後は、スタッフも就職したてで、思うように診療が進まないこともあるかもしれません。たとえキャリアのあるスタッフであったとしても、やはり新しい病院での勤務は慣れるまで時間がかかるものです。多少の間違いやミスは笑って許してあげる度量も必要です。その代わり、病院のめざす方向性、理念はしっかりと共有するように心がけましょう。

②スタッフとセミナーに出かけよう

スタッフと共に勉強会に出かけてみるのも一つの手段です。日本ヘルスケア歯科学会の主催するセミナーには、同じようにヘルスケア歯科診療を実践する医院がたくさん集まります。他院での診療も、資料採取、データ蓄積を基本としていることを知り、スタッフ自身が、自院での取り組みが間違っていないことを確信できます。また、他院の取り組みを見ることで、自分達の臨床の10年後、20年後を疑似体験することができ、日々のデータ入力の重要性をスタッフが理解してくれるようになります。

ベテラン歯科衛生士がいない場合は、外部から招聘するのもよいかもしれません。既に臨床の現場で輝いている先輩歯科衛生士の話を直接聞いたり、体感することにより、自分もああなりたい、臨床で輝きたいと思うようになります。

③院内勉強会を定期的に開く

また、ヘルスケア歯科診療を実践する上で、患者教育はとても重要です。そのためには歯科衛生士が基本的なカリオロジーやペリオロジーを理解し、患者に説明する必要があります。そのため、院内勉強会を定期的に開催することをお勧めします。勉強会といってもあまり硬くならず、コーヒーでも飲みながら皆で臨床の話をする程度でよいでしょう。皆で歯科衛生士向けの雑誌を朗読したり、記録した口腔内写真を見返したりする中で、少しずつ歯科医療の本質的な部分を学んでいけば、自ずと患者に対する説明も上手になり、医院の総合力はいつの間にか向上するでしょう。

少し経験を積んだ歯科衛生士には、担当患者の症例発表の場を設けてあげましょう。発表用の資料をつくる過程で、歯科衛生士が自身の臨床を振り返ることができます。さらに、採得すべき資料が揃っているか、データのとり漏れがないかを再確認できます。また、その際、口腔内写真やデンタルエックス線写真の規格性がとれていなければ、資料採得の重要性を再認識する良い機会となり、明日からの臨床の質も自ずと向上していきます。

歯科医療の現場において、歯科衛生士の果たす役割はとても重要です。歯科医療は歯科医師のみでは何も成し得ません。歯科衛生士は医院を運営する大事なパートナーであることを認識し、お互いに尊重し合うことにより、初めて医院で輝く歯科衛生士を育てることができるでしょう。

大規模歯科医院での取り組み

樽味 寿

①開業から3年で医院は倍の規模になったが、すべてが曖昧だった

2003年5月に開業した当院は、2017年5月で15年目を迎えます。

当院は医療ビルの2階にあり、1階は整形外科と薬局、2階が当院と内科、3階にはディサービスが入っています。35坪（ユニット3台）で始めましたが、ありがたいことに開業当初から数多くの患者が来られ、しかも、たまたま隣りのテナントが空いていたため、2006年8月、隣りと合体して70坪の広さになりました。

しかし、医院の規模拡大は困っている患者をすべて受け入れてあげたいという私の考え（エゴ）で進めたもので、妻やスタッフからの賛同は少なく、医院の方向性や決まりごと（仕組み）をスタッフと共有することもありませんでした。このため、「質の高い治療と疾患を生まない予防」を理想にしながらも、日々の診療に疲れ、自分が生きる目標も曖昧で、悩み多い日々が続きました。

そこから、『自分がどのようになりたいのか、どのような医院を創りたいのか』と日々自問自答しながら、色々なセミナーに参加し、スタッフと共に試行錯誤して、現在のスタイル（ヘルスケア歯科診療）になりました。ただし、コンサルタントのような外部の人に頼らず、スタッフと（時にはぶつかり合いながらも）医院を創りあげてきたので、増築前後を知るスタッフや元スタッフとの絆は今でも強固です。

現在ユニットは10台、常勤歯科医師が私を含め4名、常勤歯科衛生士が9名、スタッフ総数約30名と比較的規模の大きい歯科医院になっていますが、全国には当院より規模が大きく、ホームデンティストとしてレベルの高いところも多々あるはずです。そのような中で、私に与えられたテーマ『大規模歯科医院での取り組み』には、多少の気恥ずかしさを覚えます。

大規模歯科医院での取り組み

樽味 寿

②医院の規模が大きくなっても、やることは同じだが、院長一人の力には限界がある

それはさておき、患者に真摯に向き合う姿勢であったり、口腔内の変化を時間軸で捉えるため規格性の高い口腔内写真やエックス線写真を撮り続け、患者と長く関わっていく診療スタイルは、医院の規模が違っても、やることは同じです。

ただし、やることは同じでも医院の規模が大きくなるにつれ、組織管理に関する様々な問題が起こります。雑用も増えます。会社のように総務や人事担当者を配置できればよいのですが、当院を含むほとんどの歯科医院でその規模に達しておらず、院長が診療の最前線に立ちながら、組織管理を工夫しているのが現状だと思います。

なお、歯科治療を行う職人的立場と組織管理者の役割は、まったく別物ですので、院長一人でこれらを両立するなら、小さい組織（スタッフ数名～10名前後）でないと無理だと思います。スポーツで考えても、フィールドに立てるのはバスケットボールが5名、野球が9名、サッカーが11名、ラグビーは15名であり、フィールドプレイヤーが1チーム16名以上の競技はほとんどありません。ひとりの司令塔からチーム全員への意思疎通、あるいは意識統一を図るには、人数的な限界があるため、それぞれの医院にあわせた工夫が必要になります（**図①**）。

30～40坪	45～70坪
チェア　　　4～6台 歯科医師　　1～2名 歯科衛生士　3～5名	チェア　　　7～9台 歯科医師　　3～4名 歯科衛生士　5～9名
20～30坪	**70坪以上**
チェア　　　3台前後 歯科医師　　1名 歯科衛生士　0～3名	チェア　　　10台以上 歯科医師　　5名以上 歯科衛生士　10名以上

図① 医院規模によってスタッフ数は変わる。

③試行錯誤の末にたどり着いた３つの重要事項

さて、様々な試行錯誤を繰り返してきた中で、現在、重要と考えていることを3つあげます。

①権限委譲（＝任せきる）

医院の規模が大きくなると、必然的にスタッフ数が増加します。先にも述べたように、院長一人で管理できる人数には限りがありますし、何よりも、本来の仕事である患者に向き合うことに集中できるよう、副院長や主任といった役職をつくり、そのスタッフに組織管理を委ねる必要があります。

その際、院長は余計な口出しをせず、遠くから見守ることが重要です。権限委譲とは、任せきることだと思います。ただし、最終的な決定権は院長にあり、任せっぱなしはいけません。

②見える化（＝情報共有）

スタッフの役職をつくったら、指示系統がはっきりするよう組織図をつくり、全員が目にするところに貼りだすとよいでしょう。役職スタッフの責任感が高まるかもしれません。

また、「ホームデンティスト・プロフェッショナル」として院長が大切にしている価値観・方向性・臨床観をミーティングや症例検討を通じて医院全体であわせておくことが重要ですし、医院の現状など様々な情報をスタッフと共有できる仕組みも必要です。何事も見えるようにしておくと、スタッフからの提言が出てくるようになり、医院はより良いものになっていきます（**図②**）。

③院長としてのあり方

医院の規模にかかわらず、院長は、やると言ったことはやらなければいけませんし、やり続けないといけません。スタッフは黙って院長を見ています。やるべきことが自然消滅していくと（それが繰り返されると）、スタッフの中にあきらめ感が漂い、伝染していきます。医院の空気がピリッとするよう、『有言実行』と『継続』は、院長としてのあり方の大事なキーワードです。

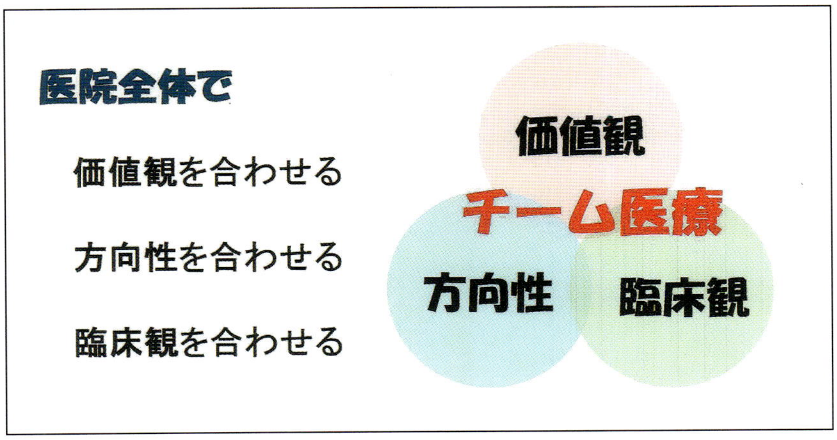

図② チーム医療に必要な3つの「合わせる」

医院全体で
- 価値観を合わせる
- 方向性を合わせる
- 臨床観を合わせる

チーム医療：価値観・方向性・臨床観

大規模歯科医院での取り組み

樽味 寿

④長く勤めてくれるスタッフを大切に

規模の大きい歯科医院では数名の歯科衛生士がすでに勤務しているため、新卒歯科衛生士へのリクルートが有利なことは間違いありません。先輩衛生士が教えてくれるという安心感と、先輩がいない不安感は比べ物にならないからです。

しかし、歯科衛生士とチームを組み、患者と長く関わり続ける診療スタイルをとるなら、新卒に意識を置くよりも、既存スタッフが長く勤められる職場環境を整備することの方が重要だと思います。歯科衛生士が入退職を繰り返す医院では（担当衛生士が毎回変わること）、患者の安心感や、個々の患者にあわせた質の高いメインテナンスにつながらないと思います。

当院は開業当初、患者の最終受付時間を19時、増築後は18時半、数年前から18時と徐々に短くしています（現在は17時半）。スタッフのワークライフバランスを意識し、彼女達が翌日に疲れを残さないよう早く帰宅させる配慮が必要だと考えたからです。また、患者が感じる当院の価値（特にメインテナンス）を意識し、それを高められるようスタッフ全員で努力していくと、受付終了時間が早くなっても、多くの患者が有給休暇を取るなどして時間を合わせてくれることを経験しました（**図③、④**）。

患者と長く関わるホームデンティストとして大切なことは、スタッフと共に長く続けることだと思います。すなわち、自分を含めたスタッフ全員の心技体を整えられる職場環境っづくりが、院長としての重要な仕事のひとつだと、最近考えるようになりました。

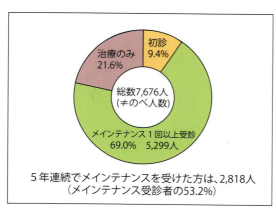

図③ 来院患者内訳（2017年）。

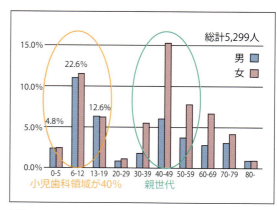

図④ メインテナンス患者の年代別男女割合（2017年）。

仲間づくりの重要性

丸山和久

①仲間の存在はありがたい

「経営者は孤独」「院長は孤独」と言います。確かにそうですが、仕事上の話が手軽にできアドバイスがもらえたり情報交換ができ、励ましあったりできる仲間の存在は貴重です。ここでの仲間とは本書で書かれているようなホームデンティストだったり、それを目指している人、またそんな院長を支えるスタッフさん達です。会って話ができる地元の仲間についてはWHY HOME DENTIST？の欄で触れました。私には他にも神戸、兵庫、関西の仲間がいて、全国各地に仲間がいます。親しくなった方や同じ目的のために活動している仲間とは普段からでもメールで連絡をとり合いますし、（上も下も）年齢差を越えて親しくしていただけているのは本当にありがたいです（**図①、②**）。

多くの仲間と知り合うことができたのは、日本ヘルスケア歯科学会（前身　日本ヘルスケア歯科研究会）に所属し続け、年1～2回の東京でのイベントにはほぼ参加してきたからです、関西地方で行われるイベントにもほぼ参加して、誘われたこと頼まれたことにはほぼ応じてきたからです。

②先人の教えが何よりの導き

実は私は大学卒業後に大学にも残らず、卒業後も熱心に勉強をするタイプではなかったのですが、2002年の当時ヘルスケア歯科学会のイベントに参加してから私は大きく変わっていったのです（**図③～⑤**）。開業して約8年、40歳になっていましたから当時でも「遅れてきた感」はあったのですが、少々積極的に（厚かましく？）あちこちに顔を出して多くの人に導かれて変わることができました。

決して学校で教わることのなかった院長としての心構えや歯科医院づくり（かっては転換とよんでいました）のやり方は、人それぞれ医院独自のものがあります。ただやはり一定の法則やコツがあり、それらは先人の教えを乞うのがやはり近道です。そしてそれは商業セミナーや経営コンサルタントを介さなくても十分可能です。具体的なことは本書で書かれていますが、私からは「仲間をつくろう」とお伝えしておきます。

ここで私が先輩達から教えてもらったことを3つご紹介しておきます。

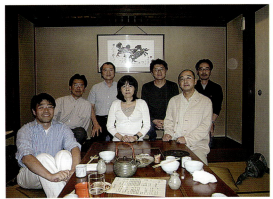
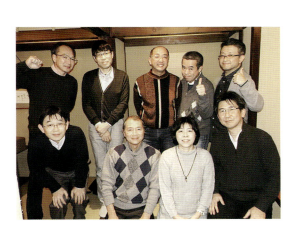

図①、②　兵庫の仲間達（2006年と2016年）。

仲間づくりの重要性

丸山和久

教え ▶ 反面教師も教師のうち、飛び込んでみよう

　新しいところに足を踏み入れることに躊躇するのは当然です。人となりがわかっていない人達のところに飛び込むのは勇気がいります。ただ自分の感性さえ信じることができれば、残念な出会いも教訓とすることができます。

　疑ってばかりでもいけませんが、少々の批判精神は持ちつつ飛び込んでみることをお勧めします。案外知っている人がいたりすることもあるかも知れません。

教え ▶ 10年続けてみよう

　自分の感性に響く人や教えに出会ったら10年関わってみる、突き詰めてみてはどうでしょう。10年やり続ければそれなりの答えがでる、その分野について一定のレベルには達するはずだ、と私は理解しています。

教え ▶ 懇親会は宝の山

　各種セミナーやイベントに懇親会はよく設定されています。本音の意見が聞けたり、少しゆっくりお話しすることができ本当に有益なのは本編より懇親会だったりするかもしれません。可能な限り参加して話しかけてみてほしいです。思いがけないお宝と遭遇する可能性も十分にあります。

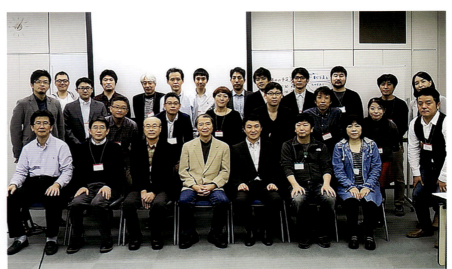

図③　日本ヘルスケア歯科学会主催のセミナーの様子。2015年に行った歯科医師実践セミナーの受講者。

ここまで外向きに仲間づくりのお話をしてきましたが、医院で新たなことに取り組む、一つのことを成し遂げる、決まったことをやり続ける、立ち止まって考えてみる、これらは同じ医院の仲間＝スタッフと共に歩んでいくものです。多くの場合雇用者と被雇用者の関係がありますが、チーム医療の名のもとでは仲間に他なりません。診療スタイルを変革していく際、すでに医院内でチームができあがっているとそのスピードは早いですが、変革の前にチームづくりから始めなければならない場合もよくあります。その辺りの苦労についてもたっぷりお話しできます。本書を読んでピンときた方、実際、何から始めますか？どうぞご相談下さい。
〜トモニイコウ〜

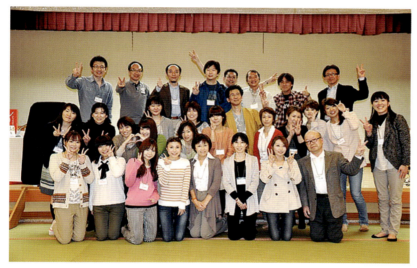

図④　日本ヘルスケア歯科学会主催のセミナーの様子。

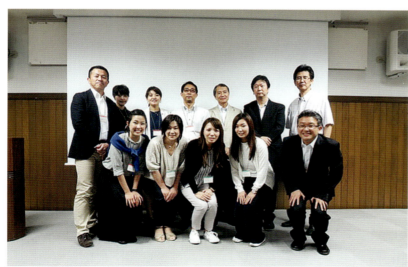

図⑤　日本ヘルスケア歯科学会主催のセミナーの様子。ここから若いメンバーがたくさん育ちつつある。

第3章

臨床編

記録の活用

ここからが
ホームデンティスト・
プロフェッショナルの醍醐味

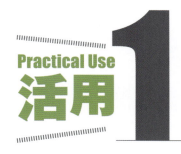

記録の活用・はじめの一歩

1. 患者への活用法

　記録を残す、データを入力すると聞くと、その効果は何年も経過しないと現れてこない…と今思われるかもしれませんが、実は記録はとり始めたその日から活用が可能です。以下に幾つかの医院の活用例をご紹介します。

活用法 1　たきさわ歯科クリニックの場合
―記録があると診療の予習・復習ができる―（滝沢 江太郎）

歯科医師・歯科衛生士の診断・予習・復習に役立てています

きれいな口腔内写真やエックス線写真は患者への説明にも活用していますが（**図 3-1-1**）、歯科医師や歯科衛生士の診断や、予習、復習にも大変役立ちます。当院では各ユニットでの表示はもちろんですが、ウィステリアを本格的に使い始めてから1～2年後には、歯科衛生士がサブカルテを書くための医局スペースにも子機を増やし数回の小改装を経て、現在では**図 3-1-1～3**のような形に収まりました。

必ずしも機材ありきではありませんが、そのような環境を整えることが院長の重要な役割と思います。

その成果の一つとして、歯科衛生士がSRPの予習をするようになったり、その時々で課題となる症例を院長がいくつか選び、担当歯科衛生士がデンタルのトレースを行うこと（**図 3-1-4～6**）で、歯科衛生士も歯石付着部位を十分に意識してSRPに臨めるようになったと感じています。仮に残石があっても、なんとなく行ったSRPとは違い、その理由を考えるようになってくれています。これも予習の効果と言えるでしょう。

院長の仕事としては、記載されたサブカルテのチェックやコメント書きもありますが、トレースした図を見ることで正常像と病態像に関しての歯科衛生士の理解度がわかるため、院長がアドバイスをするためのヒントが掴めることもあります。

● ユニットの表示法も徐々に改善。より活用しやすくなった

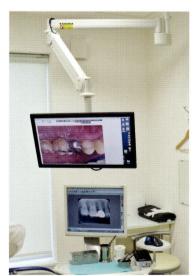 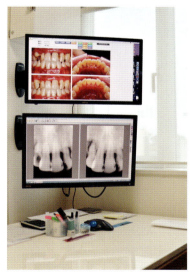 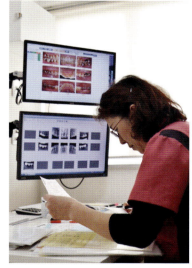

図 3-1-1 デジタルエックス線の院内LANに口腔内写真のソフトを同居させる形にすると、患者への説明の際もマウス操作が多く、不便を感じていた。そこで開業後4年ほどしてからウィステリア用のLANも増設。ユニット周りにはスペース上の制約も多いため、モニターを天井から吊り上げる形で解決した（品番はHA-147）。また、2つのコンピュータをUSBjケーブルで繋ぐだけで1つのマウスで簡単に操作している（商品名 Wormhole Switch）。

図 3-1-2 スタッフが作業する医局では21.4インチのモニターを2段並べ、同じ部位の口腔内写真とデンタルエックス線写真の治療前・治療後を大きく表示できるようにしている。このことで、写真の規格性の適否および治療前後の変化が確認しやすくなった。ウィステリアと併用するとそれぞれ3～4クリックでこの環境をつくれるので、以前よりも写真を比較して観察することが多くなった。

図 3-1-3 9枚法の口腔内写真とデンタルエックス写真10枚法、歯周組織検査、問診内容、歯科医師の治療計画書を俯瞰して、歯科衛生士の治療計画（症例ごとに幅はあるがプラークコントロールの目標、治療回数、SRPの順番、再評価時の内容）を立案する。

活用法 1 たきさわ歯科クリニックの場合 ―記録があると診療の予習・復習ができる―（滝沢 江太郎）

● 課題となる症例のトレースを行い、歯石を確実に除去するための予習を行っている

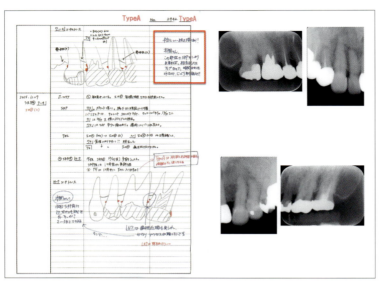

図3-1-4 術後：①担当歯科衛生士は60分の予約枠でどこの歯をSRPするかを自分で決定し、エックス線写真をトレースする。②歯科医師から担当歯科衛生士に|6と|7は歯根隣接のためアクセスが難しそうである等のアドバイスを術後に行う。

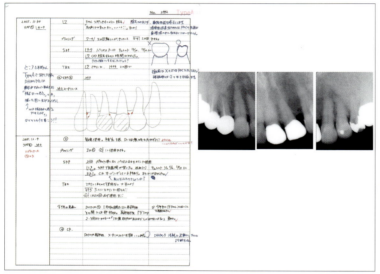

図3-1-5 トレースは全症例というわけではなく、その時の担当衛生士が確実にこなせる難易度プラスαのものを選定して行なっている。処理中に使った器具やアクセスできたかどうか、歯石がきっちり取れたか、あるいは残石があると思われるかなどの担当衛生士の感想を記録しておく。これがあると、再評価時に客観的に振り返ることができる。

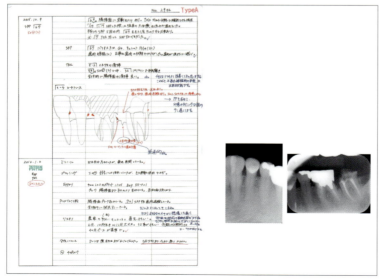

図3-1-6 歯科医師からは歯周基本治療に含まれるプラークリテンションファクターの内容（今回は主訴部位である|7のう窩についての抜髄・歯冠修復以外にも|6の不適合補綴物の除去・新製を予定している）についても指示・確認をする。場合によっては、SRPに先行して不適合補綴物の除去を行うこともある。

活用法 2 たかぎ歯科医院の場合
チームで患者を見守るためのなくてはならない資料として（高木 景子）

口腔内写真・デンタルエックス線写真を新人教育に活かしています

開業前、ヘルスケア歯科診療の医院をつくろうと思った時、「記録をとること」とのアドバイスを先輩方にいただきました。開業時から習慣づけてきたためか、当時は特別なことでも、大変なことでもなかった反面、それがどのような意味を持ってくるのかがあまりわかっていなかったように思います。口腔内写真や全顎のデンタルエックス線写真の撮影に日常的に取り組むうちに、規格性があること、かつとりっぱなしではなく、見直すことが大切であると身にしみて感じるようになっていきました。

特に新人教育の面で、口腔内写真やエックス線写真を見直し、気づき、考える、という作業は大切です。院長や先輩歯科衛生士は、それを一つひとつチェックをしていくことが必要です。そのきっかけとして当院では、口腔内写真とデンタルエックス線を患者に説明するためのまとめを作成しています（**図 3-1-7**）。自分で気づいたことや注意する点を記入した後、先輩や院長のチェックを受け、実際に患者説明を行っていく際に利用しています。

サマリーで患者の情報を全員で共有しています

ヘルスケア歯科診療では、その時点での口腔内の状況の記録だけでなく、時間の経過を追ってどのように変化してきたかも記録していく必要があります。継続して長く通院する患者が多いため、個々の患者の状況をスタッフ全員ができるだけ把握しやすく記録しておかねばなりません。当院では、患者の様々な情報をサマリー(要約)用紙にまとめ、スタッフ全員で共有できるようにしています（**図 3-1-8**）。初診からの説明や指導の記録、ホームケアで使用している器具、既往歴や特記すべき事項に加え、治療の必要なう蝕、不良補綴物、要抜去歯などを記入します。また、治療済、治療保留、暫間覆髄中の部位、などについても随時記入していきます。

う蝕（特に初期う蝕）の早期発見に活かしています

定期的なメインテナンスを続けていれば、う蝕の大半がコントロール可能ですが、それでも年齢や生活習慣の変化、攻撃因子と防御因子のバランスの変化により、病変が進行することがあります。大切なのは、その時の状況がどうであるかと共に時間の経過を考慮に入れることです。初診患者はもちろんのこと、メインテナンスに来院する患者にもう蝕のチェックを行いますが、特に初期う蝕のチェックと記録は、時間軸を考慮したヘルスケア歯科診療にとっては大きな意味を持っています。初期う蝕の診断とチェックには視診・触診・エックス線写真などの方法がありますが、これらに加え、当院では ICDAS コードを使用し、専用の用紙に記録して経過観察の際に参照しています（**図 3-1-9**）。

活用法 2 たかぎ歯科医院の場合（高木 景子）

記録を院内勉強会の材料として活かしています

　若手歯科衛生士は、昼休みや終業後の時間を利用して先輩衛生士や院長と、術前術後に症例検討を行っています。予習をした上で、注意点やこれからの治療方針などをエックス線写真や口腔内写真を見ながらディスカッションを行います。サブカルテには記載しないような個人的な感想や、反省点なども含めての話し合いは、臨床観の統一には不可欠であると感じています。月1回の全体ミーティングでもそれぞれが順番に症例発表を行うことで、様々な意見を聞き、参考にしあっています。

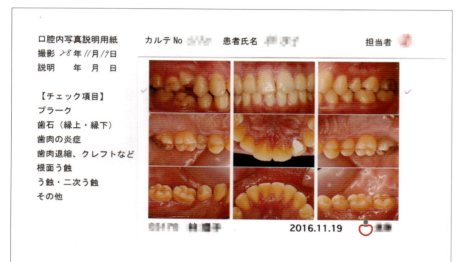

図 3-1-7 口腔内写真を印刷した用紙を使って、チェック項目を参考にして記入する。その後、指導担当の先輩歯科衛生士あるいは院長がコメントを書き入れる。

	年　　月　　日　（DH　　　）（No.　　　）名前				
説明	Cの病因	（　/　）・パ	Pの病因	（　/　）・パ	口臭	（　/　）・パ
	サリバテスト	（　/　）・パ	思春期性歯肉炎	（　/　）・パ	喫煙	（　/　）・パ
	フッ素	（　/　）・パ	メインテナンス	（　/　）・パ	禁煙後	（　/　）・パ
	キシリトール	（　/　）・パ	PMTC	（　/　）・パ	歯並び	（　/　）・パ
	食事	（　/　）・パ	妊婦	（　/　）・パ	口腔乾燥症	（　/　）・パ
	写真説明	（　/　）	不適修復物	（　/　）	智歯	（　/　）
	dental X-ray	（　/　）	知覚過敏	（　/　）	義歯	（　/　）
	健康ファイル	（　/　）	唾液	（　/　）		（　/　）

指導	歯ブラシ(M・MS)　歯間ブラシ(SSS・SS・S・M・L)　タフトブラシ（ｉｎｔｏ・オーソワン・プラウト） フロス　eフロス　スーパーフロス　ウルトラフロス　プロクトサンスター　チェックアップ（フォーム・ジェル） ホームジェル　ジェルコート　コンクール　オラブリス　キシリトール（ガム・タブレット）染色液

治療計画

不適補綴物　　　　　　　　　　　　カリエス

CO

ダイアグノデント（ICDASコード等）

確認項目	初診	/	/	/	/	/	/	/	/
プロービング	/								
Cチェック	/								
口腔内写真	/								
デンタル	/								
フッ素使用確認	/								
補助清掃具確認	/								
喫煙（本数）	/								
間食	/								
清掃状態	/								
MEMO									

右　　左

図 3-1-8　サマリー用紙。説明した内容と日時、指導した補助用品などが一目でわかるように工夫している。

活用法2 たかぎ歯科医院の場合（高木 景子）

部位	日付	/	/	/	/	/	/	/
	ICDAS							
	X-ray							
部位	日付	/	/	/	/	/	/	/
	ICDAS							
	X-ray							
部位	日付	/	/	/	/	/	/	/
	ICDAS							
	X-ray							
部位	日付	/	/	/	/	/	/	/
	ICDAS							
	X-ray							
部位	日付	/	/	/	/	/	/	/
	ICDAS							
	X-ray							
部位	日付	/	/	/	/	/	/	/
	ICDAS							
	X-ray							
部位	日付	/	/	/	/	/	/	/
	ICDAS							
	X-ray							
部位	日付	/	/	/	/	/	/	/
	ICDAS							
	X-ray							
部位	日付	/	/	/	/	/	/	/
	ICDAS							
	X-ray							
部位	日付	/	/	/	/	/	/	/
	ICDAS							
	X-ray							

No.　　　　名前

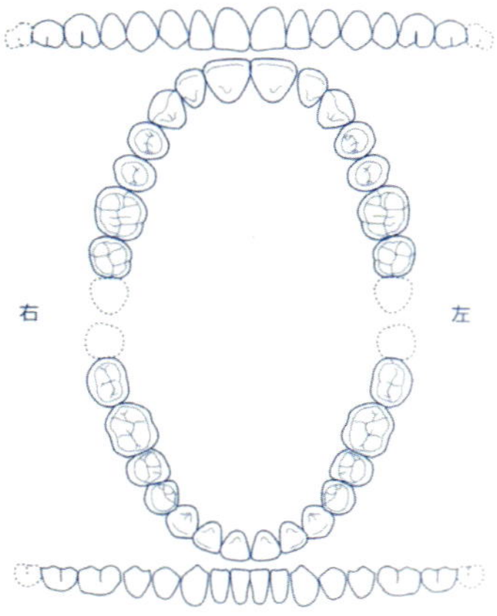

部位	日付	/	/	/	/	/	/	/
	ICDAS							
	X-ray							
部位	日付	/	/	/	/	/	/	/
	ICDAS							
	X-ray							
部位	日付	/	/	/	/	/	/	/
	ICDAS							
	X-ray							
部位	日付	/	/	/	/	/	/	/
	ICDAS							
	X-ray							
部位	日付	/	/	/	/	/	/	/
	ICDAS							
	X-ray							
部位	日付	/	/	/	/	/	/	/
	ICDAS							
	X-ray							
部位	日付	/	/	/	/	/	/	/
	ICDAS							
	X-ray							
部位	日付	/	/	/	/	/	/	/
	ICDAS							
	X-ray							
部位	日付	/	/	/	/	/	/	/
	ICDAS							
	X-ray							
部位	日付	/	/	/	/	/	/	/
	ICDAS							
	X-ray							

図 3-1-9　ICDAS 専用用紙。

活用法 3

まるやま歯科の場合
臨床の振り返りやマーケティングの手段として（丸山 俊正）

臨床の振り返りができ、自院の総合力の把握にもつながっています

　患者のデータを蓄積することで、自院の患者を客観的データとして振り返ることが可能になります。歯周病の進行度、う蝕の罹患率、リスク評価のばらつき等、知りたい項目をピックアップし、歯科疾患実態調査などと比較することで、地域の現状や自院の総合力を図ることが可能になります。

自分の臨床を振り返ることで歯科衛生士のモチベーションがアップしました

　口腔内写真やエックス線写真の資料を蓄積することにより、自院の臨床を振り返ることができます。特に歯科衛生士は、自分が担当した患者のプラークコントロールが改善する様子やSRPの結果を写真で振り返ることができるため、仕事に対するモチベーションの向上を図ることができます。

成長の記録として患者に渡す

　記録した口腔内写真などのデータは、患者に資料として渡すことが可能です。特に小児の場合、幼少期から口腔内写真の記録をとりためておくと、成長の記録としてとても喜ばれます（**図 3-1-10**）。

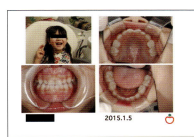
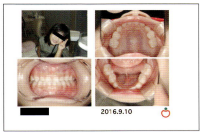
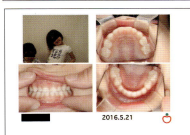
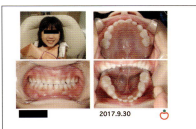

図 3-1-10　小児の場合、顔写真も一緒に撮影しておくと喜ばれる。

力を入れる分野を知るためのマーケティングにも役立っています

　また、これらのデータはマーケティングのデータとしても活用できます。自院に来院する患者の年齢分布、男女比等を細かく分析し、地域のデータと比較することによって、医院の診療に取り入れるべき機材、力を入れる分野の検討も行うことができます。

活用法 4　たかはし歯科の場合
考える臨床、時間軸の臨床のために（高橋 啓）

いつでも記録を見て考える習慣がついた

　根本的なことですが、記録をとることで口腔内写真（図 3-1-11）を見る習慣がつきました。写真があれば、患者さんの口腔内を来院時以外でも見ることができます。もちろん、私達は日々の診療の中で口腔内をよく見て確認しますが、それは限られた時間での話です。口腔内写真があれば、エックス線写真と比較しながら、診療後にゆっくりと見ることも可能です。

　また、記録をいつでも簡単にチェックできる環境をつくっておくことが大事です。以前は、カルテとエックス線写真を出して、それから口腔内を想像するという状況でした。今は、資料がすぐにすべて出てくる環境ができているため、状況に合わせ色々な活用が可能になりました。治療期間中であれば、次の治療対象歯をチェックすることで色々な準備ができますし、メインテナンス期であれば、経過観察している歯をチェックし、今後の方針の修正をしたり、次回直接確認の予定を入れたりしています。ちょっとした気づき、対応修正の積み重ねがトラブルを回避していきます。そのようなノウハウの積み重ねが、歯科医師、歯科衛生士、医院全体の勉強になっています。

　そうは言いながらも、最初から状態が悪く、悪化していくことが予測されるケースもあります。そのような場合でも現在の状況を患者と共有し、相談しながら今後の対応を決めていくことができます。情報を共有しながら経過を診ていくことは経過観察であり、けっして放置ではないと思います。その歯を抜歯したらどうするか？まで考え、患者とも話し合って決める、もしくは、選択肢の提示までをしておきます。

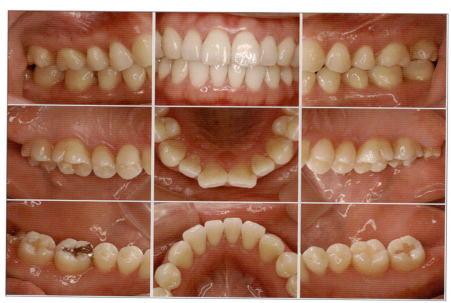

図 3-1-11　9枚法口腔内写真。

情報共有でメンテナンスが惰性にならないよう努めています

普段はサブカルテを通じ、歯科衛生士の目線から記録、院長からのコメントでやり取りをしています（図3-1-12）。歯科衛生士はメインテナンスの度にサブカルテを記入します。記入するポイント（院内でこんなことを書こうと確認している事項）は以下の通りです。

- 生活習慣や全身状態のこと
- 体のこと、家族のこと、社会的なこと等
- 口腔の状態
- 現在の問題点、課題（前回からの流れ）
- 経過観察している歯のその後
- 指導や処置に関すること
- 今日行ったこと
- 今後の見通し
- 歯科医師への伝達事項

当院ではメインテナンス期にエックス線写真をとることは、一つの大きな区切りであると考えています。メインテナンス期にエックス線写真10枚法をとった際には、歯科衛生士はそれをトレースをし、自分の視点から思うこと、質問をまとめた用紙を作成しています。そこに院長がコメントや解説を細かく記入するということをしています（図3-1-13）。できればしっかりと今までを見つめ直す機会にもしたいと考えており、惰性のメインテナンスにならないように努めています。

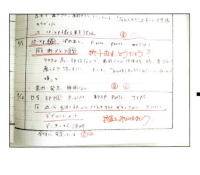

図 3-1-12a 実際のサブカルテ。

図 3-1-12b aのサブカルテの記載内容。

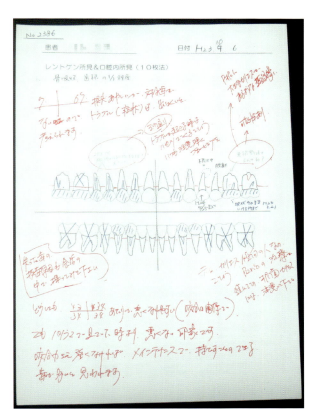

図 3-1-13 デンタルエックス線写真10枚法のトレースメモ。たかはし歯科において、エックス線写真10枚法を撮影した時には、担当歯科衛生士が後日トレースを行い、そこに所見を書き込んでいる。それに対して歯科医師が、返答を書く。大切にしているのは、歯科衛生士と歯科医師の情報共有である。単にエックス線写真がどうなっているかだけではなく、経過観察している歯の今後の見通しや、全体としてどのような方針でその人の口腔内をサポートしていくかといったことまで、共有していく。エックス線写真10枚法は、患者の状況を見直すとても良い機会である。そこで今までのメインテナンスを見直して、今後のメインテナンスにつなげるようにしていきたいと考える。

活用法 4 たかはし歯科の場合 (高橋 啓)

患者に渡す治療計画書の充実化に活かす

　当院では、現在、2回目来院時に院長が口腔内写真を印刷した治療計画を各患者に作成して渡しています。そこまですると患者も口腔内写真の意味を感じとってくれるようで、当院では口腔内写真撮影を拒否するような人はおられません。

　ですがもともとは、コンピューターの前に座ってもらい、口腔内写真を説明しているだけでした。今の形になるには、あるきっかけがありました。それは、今から10年以上前に聾者のお母さんと健聴の子供の親子が来院したことに遡ります。当院では、聾者とのやり取りは、今でも筆談が中心です。ただ、筆談は時間がかかり、聾者の方も聞きたいことも聞きにくいようで、いつも気になることもわからないままだったと言います。そこで、口腔内写真に解説をつけて印刷して渡しました（**図3-1-14**）。すると、その聾者の母親がポロポロ涙を流して喜んでくれたのです。ならばと思い子供に治療計画をつくるようになります。そうすると今度は、「大人もほしい」という声が聞こえるようになり、いろんな変遷を経て、現在のバージョン（**図3-1-15**）になりました。治療計画は冊子として渡すと共に、健康手帳にも挟んでおき、常に見ることができる状況になっています。それゆえ、手抜きはできません。今後もつくり続けていくつもりです。

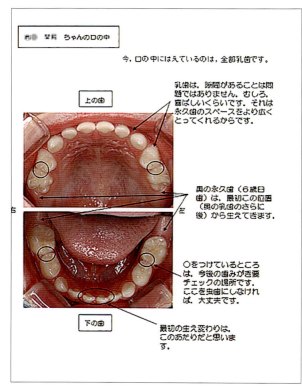

図3-1-14　最初の頃の治療計画説明用資料。

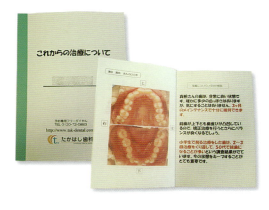
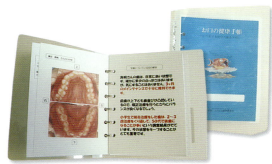

図3-1-15　現在の治療計画説明用資料。

時間軸で考えるために記録を生かしています

　私は時間軸を考えた歯科臨床を実践しています。長期的な予後も検討しながら治療に、メインテナンスに生かしています。時間軸で考えることは具体的には

- **短期的な見通しを共有する**
  →今現在の治療計画を患者、歯科衛生士と共有しながら進めていくこと
- **長期的な見通しを共有する**
  →長期的な予後予測を患者、歯科衛生士と共有しながらメインテナンスを行なっていくこと

　記録は、活用して初めて生きてきます。一番大事な活用は、日々見ることだと実感しています。日本の歯科のとても忙しい現状の中、記録をとることは大変です。しかし、記録はそれに見合う以上に得るものがありますし、記録を見返すことで防げるトラブルも沢山あります。記録があることで患者の口腔内を時間軸で考え、過去の記録から未来を推測して、現在の対応を考えることができます。

Practical Use 活用 2 経験の蓄積からわかる自院の仕事の評価に活かす・フィードバックする

　前項では、臨床記録（口腔内写真、エックス線写真）の活用例をいくつかの医院の事例を通してご紹介しました。本項では、もう少し長い時間軸での記録の活用法についてご紹介していきます。

　臨床記録というものは、年月をかけ地道に自院に蓄積していく性質のものです。今は、医院の歴史も浅く、目先しか見えないかもしれません。まだ2、3年の記録しか自院に蓄積されていないかもしれません。ですが、これを続けていけば10年後には沢山の患者の貴重な記録が医院に確実に蓄積されてくるはずです。

　臨床に携わっていると、10年はあっという間に過ぎていきます。10年後、それをデータ化し、自院の仕事を評価してみてください。そして、その結果から学んだことを患者にフィードバックしてください。それが本シリーズの第1巻で述べた「臨床判断力」の向上につながります。本項で述べる記録の本質を学び、臨床に活用できる日を楽しみに今から、是非、臨床記録を蓄積し続けていってください。

1. 記録はどうして大事なんだろう

①時間軸で考える思考法を身につける

　第2章では、口腔内写真やエックス線写真などの臨床記録の日々の診療への活用について紹介しました。本章では、もう少し長い時間軸で見ることにします。

　私達は、患者の口腔の健康を維持するためにメインテナンスを通じて長く患者と接しています。10年、15年と経過すれば、子供だけでなく成人でも様々な変化を経験します。記録があれば、その変化から多くのことを学ぶことができます。

　例えば、適切に歯周基本治療を行えば、多くの場合、とても良い結果が得られます。歯肉の炎症が引き、歯槽骨の改善が見られます。しかし、記録がなければ、それらの経験は医院に蓄積できずに終わってしまいます。経験が蓄積されているからこそ、時間軸で考える思考法が身につくのです（**図 3-1-16**）。

②患者の未来を予測する力をつける

　実際の臨床では、すべてがうまくいくことはありません。予想外に歯肉退縮が起こる、思いもよらなかったところに再発や歯槽骨の吸収が起こることもあります。歯の破折、セメント質剥離が生じることもあります。場合によっては患者の全身状態や生活環境が変化することもあります。そういう事柄すべてを記録し、院長が把握することで、一人ひとりの患者の将来の予測性が高まります。

● 経験が蓄積されてくると、時間軸で考える思考法が身につく

図3-1-16 口腔内写真やエックス線写真などの記録があることで、一つひとつの症例で学んだことを次の症例に活かすことができるようになります。その繰り返しによって、歯科医院内の経験が蓄積され、より確かな予測ができるようになるのです。言い換えれば、時間軸で考える思考法に繋がります。

初診（1992.12.2）

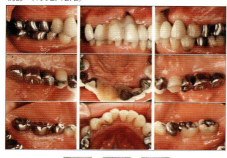
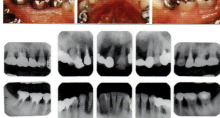

最終治療段階（2015.1.14）

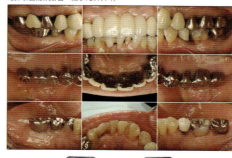
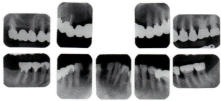

術後経過のデータを蓄積

歯周病が重度化してから来院した患者でも、適切な歯周基本治療とメインテナンスで良好に維持できる。こういう患者の記録をストックしておく

データをストックし、経験値を増やしておくと....

初診（2014.1.22）

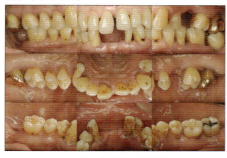
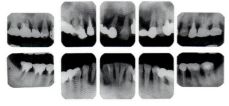

最終治療段階（2015.3.20）

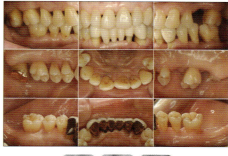
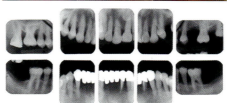

術後経過のデータを蓄積。ケースとしてストック

同様な患者が来院。重度であっても歯をこれ以上失うことなく維持できることを自信をもって予測し、患者に伝えられる。データに基づいた予測を初診段階から展開できる強みができる

さらにデータをストックし、経験値を増やしておくことで多種多様なケースに確実な予測を立てることができ、治療計画を確実なものにすることができる

Practical Use 活用 2 経験の蓄積からわかる 自院の仕事の評価に活かす・フィードバックする

2. 臨床を「線」で見る

①患者の全身状態や加齢による変化を考慮した処置に繋がる

　従来の「悪くなったところを修復する」歯科診療は、患者の人生の「点」で接する歯科診療と言えます。処置が終われば「これで治療は終わりです。何かあったらまた連絡して下さい」の言葉と共に関係が切れてしまいます。しかし、ホームデンティスト・プロフェッショナルでは、処置が終わった後も口腔の健康を維持するためのメインテナンスに入ります。つまり、患者とは「線」で接する歯科診療を行います（**症例 3-1 参照**）。

　患者と「線」で接していると、処置の成否だけでなく加齢の影響、全身状態の影響などを考慮して処置を行う、言い換えれば時間軸で考える重要性に気づかされます。

● 症例 3-1

- 初診時 45 歳女性　　・喫煙経験なし
- 主訴：右上前歯部の固定などをなんとかしてほしい

　主訴以外にも、全顎的に歯周炎の進行が見られ、1|、|1、|2は保存不可能と判断して、歯周基本治療中に抜歯を行なった。卒後 4 年目の歯科衛生士が担当したが、1992 年当時は今ほど SRP の技術が高くなかったため、4|、|7 に歯周外科手術を行なった。|2は根尖病変が見られたが、その時点でコアの除去に伴う歯根破折の危険性を考えてそのまま使うことにした。結果的には、約 20 年後に抜歯となってしまった。

　|2の抜歯後の補綴に関しては、当時 45 歳で隣接する健全歯を削りたくなかったため、人工歯を接着した。患者も満足し現在でもそのまま維持している。

　初診から約 10 年後に|7の根尖病変が悪化して抜歯になり、ほぼ同時期にヘミセクションしていた|6の分岐部病変が悪化し抜歯となってしまった。その後、初診から 20 年を過ぎた頃に上顎前歯の補綴と右上ブリッジの再製を行なっている。

　この 25 年間を振り返ると、48 歳の時にリウマチ、61 歳に亜急性甲状腺炎、63 歳には弁膜症と診断され、口腔内だけでなく様々な問題が生じている。また、25 年前の判断と処置を思うと、今なら|2の根管治療も十分行えると判断するであろうし、4|は SRP で十分処置可能であり、|2は患者自身の歯を利用し、もっと自然な状態で固定可能だと、当時の経験不足を思い知らされる。

　しかし、25 年間途切れることなくメインテナンスに来ていただいている結果、歯周炎の悪化による抜歯は 1 本だけで維持できている。最近は、90 歳を過ぎてもメインテナンスに通ってこられる患者が増えている現状を思うと、これからさらに 20 年以上維持しなければならない。油断せずに担当歯科衛生士と密に情報交換しながらメインテナンスを続けたいと思う。

■ 歯周炎に関すること　　■ う蝕、歯内治療に関すること　　■ う蝕リスクに関すること

全身の状況	口腔内の状況
45歳	初診 321|の固定などを何とかしてほしい
	再評価 エックス線回復傾向（46歳）
	左下2度目のFOP（47歳）
リウマチの診断（48歳）	|7歯槽骨回復（48歳）　1992.12.2　1993.11.16　1995.9.6　1998.1.7

全身の状況	口腔内の状況

50歳

リウマチのため手首変形（50歳）

7̅ 近心根
根尖病変悪化（53歳）

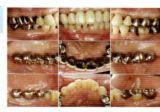 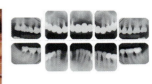

7̅ 近心根根尖病変悪化

55歳

7̅ 抜歯（55歳）
6̅ 歯周炎進行

6̅ 抜歯（58歳）

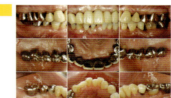 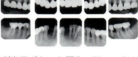

6̅ 歯周ポケット悪化。F3、ヘミセクションしていた 6̅ 分岐部が進行して抜歯。ナイトガード作製

60歳

亜急性甲状腺炎（61歳）
甲状腺機能低下（62歳）
弁膜症と診断（63歳）

唾液量3.5mℓ/5min（60歳）

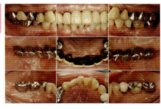 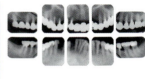

4̅ 歯周炎進行
再SRP（62歳）
唾液量7.6mℓ/5min（62歳）

唾液量5.2mℓ/5min（64歳）

4̅ 歯周炎悪化。M、D：10mm　排膿+再SRP

65歳

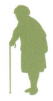

4̅ 骨頂線明瞭に
2̅ 抜歯
前歯部Br再製（66歳）

右上Br脱離、再製（67歳）

70歳

夏にリウマチ悪化
弁膜症の調子がよくない
姿勢も背中が曲がってきた（70歳）

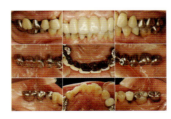 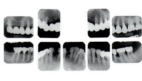

3̅|3̅が挺出、咬合調整

活用 2 経験の蓄積からわかる／自院の仕事の評価に活かす・フィードバックする

3. 臨床を「群」で見る

　長く臨床を続けていると、何人かの患者をまとめて観察することができるようになり、1人の患者からだけでは見えてこないことがわかるようになります。例えば、歯周病進行度が中等度の患者群、メインテナンスに5年以上続けて来院している患者群、あるいは初診時の年齢が60代の患者群という捉え方です。こうして、ある条件で絞り込んだ群をひとくくりにして眺めることで、1人の患者に対する主観を伴った見方から少し離れ、客観的な情報を得ることができます。

　そして、それをするためにはすべての患者の記録をとり、データベースに入力して検索できるようにしておかなければなりません。ホームデンティスト・プロフェッショナルにはデータベースソフトの活用が不可欠です（**図 3-1-17**）。

　ここでは、
・初診時年齢：50歳から54歳
・メインテナンス継続年数：25年以上
・直近のメインテナンス来院日：1年以内
という条件で検索してみました。

　結果は6人が該当しました（**図 3-1-18**）。6人の平均年齢は初診時が51.2歳、現在は78.5歳です。残存歯数は、初診時が26.8本、最新は24.5本で、26年間のメインテナンスで平均2.3本の歯を失っています。

　○年間で平均△%良くなった、○年間で平均△mm付着を喪失したというように、多くの研究は平均値で語られていると思います。確かに平均値は素晴らしい表現方法ですが、臨床の場では平均値で語ることができないこともたくさんあります（**図 3-1-19**）。

　例えば、ウィステリアPhotoに示されたデータ（**図 3-1-19**）からは、6人のうち初診から歯を1本も失っていない人が3人、1本だけ失った人が1人、そして5本以上（実際は6本喪失）失った人が2人いることがわかります。平均値だけで考えるのではなく、一人ひとりの状況に立ち戻ってその状況を詳しく調べることこそ、「臨床を『群』で見る」ということです（**症例 3-2〜7**）。

　ウィステリアPhotoでは、抜歯の時期（歯周基本治療中、あるいはメインテナンス中）とその原因を記録することができます。その記録から、メインテナンス中には、歯周炎の悪化より、う蝕や歯の破折による抜歯の方が多いこともわかります。中でも、**症例 3-6**のように若い時期にう蝕で抜髄処置を受けた歯が多い患者は年齢と共に歯を失う確率が高くなっているようです。

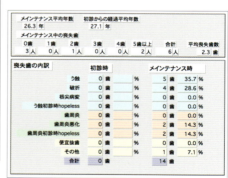

図 3-1-18　データ1。

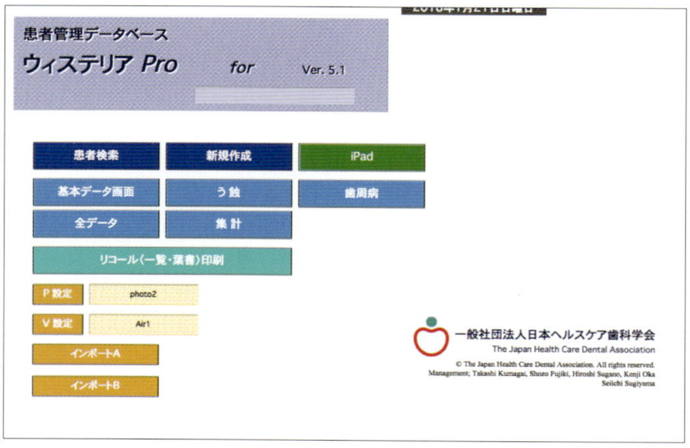

図 3-1-17　ウィステリアメニュー画面。

図 3-1-19　データ2。

初診日	1991.5.13	初診時年齢	54歳	女性	現在	81歳
初診時残存歯数	28	最新残存歯数	28			
初診時DMFT	13	最新DMFT	13			
最終メンテ来院日	2017.11.28	81歳				
初診から現在まで	26.7年	メインテナンス経過年数	25.9年			

● 症例 3-2

喫煙経験：なし
中等度（日本ヘルスケア歯科学会基準：以下同じ）

歯周炎を主訴として来院。歯周治療の他、上顎前歯の根管治療と補綴処置を行った。約27年間に喪失した歯はないが、下顎前歯の歯列不正が一部進行している。喫煙の影響がなく、適切な歯周基本治療とメインテナンスで良好に経過する典型的な例と思われる。

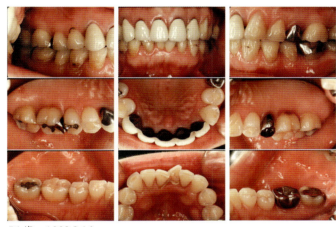

56歳、1993.3.16

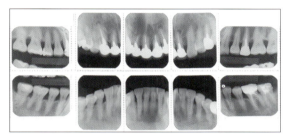

1993.3.31

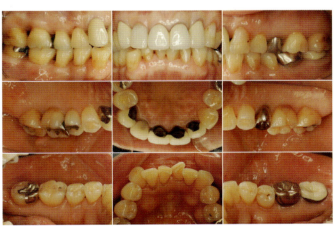

79歳、2016.2.2

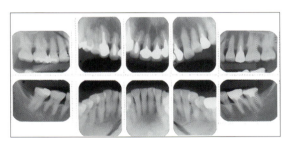

2016.12.12

活用2 経験の蓄積からわかる／自院の仕事の評価に活かす・フィードバックする

初診日	1992.1.16	初診時年齢	50歳	女性	現在	76歳
初診時残存歯数	27	最新残存歯数	27			
初診時DMFT	22	最新DMFT	22			

最終メンテ来院日 2017.10.30 76歳
初診から現在まで 26年 メインテナンス経過年数 25年

● 症例 3-3

喫煙経験：なし
歯肉があちこち腫れることがあるとの主訴で来院。

中等度、一部重度の歯周炎。1986年初診時には、当院での歯周治療の知識も技術も未熟で（資料もきちんととれていない）、6̄近心の病変を改善させることができず、1992年に近心根を抜去した。しかし、その他の部位は医院の総合力の向上によって維持できている。現在なら全く問題なくすべての歯を維持できていると思う。

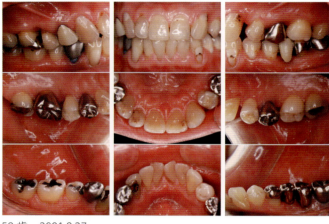

59歳、2001.8.27

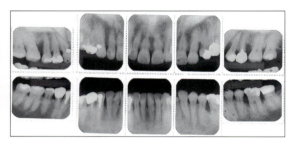

1986.1.7

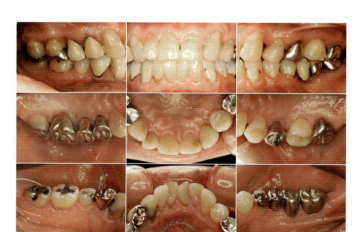

74歳、2015.10.28

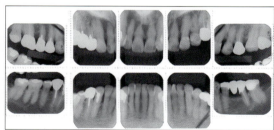

2015.2.27

初診日	1989.9.12	初診時年齢	50歳	女性 現在	78歳
初診時残存歯数	28	最新残存歯数	28		
初診時DMFT	12	最新DMFT	12		
最終メンテ来院日	2017.10.10	78歳			
初診から現在まで	28.3年	メインテナンス経過年数	27.8年		

●症例3-4

喫煙経験：なし
歯肉の退縮などを主訴として来院。

歯周治療は卒後1年目の歯科衛生士が苦労しながら担当し、2回の産休を挟んで今も担当している。歯周炎の予後は問題がなかったが、1993年に6│遠心根の根尖性歯根膜炎が改善せず抜去することになった。2011年には7│がう窩がないにも関わらず歯髄炎を起こし抜髄した。ご主人を亡くされた後、かなり厳しい仕事についておられたため、食いしばりによる破折があったのではないかと推測している。│23は外傷のために抜髄処置を行った。

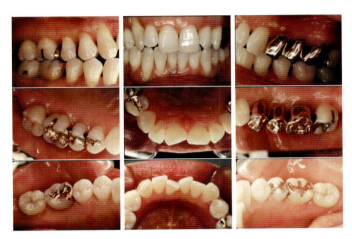

50歳、1989.12.8

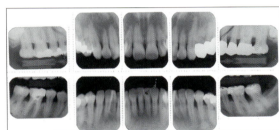

1999.7.2

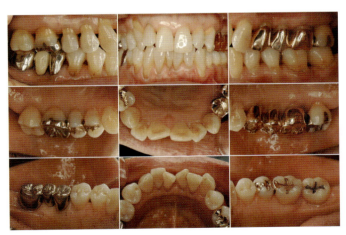

78歳、2017.10.10

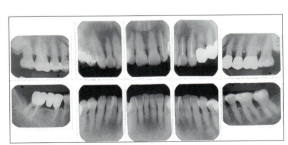

2017.2.7

Practical Use 2 経験の蓄積からわかる
活用2 自院の仕事の評価に活かす・フィードバックする

初診日	1990.2.24	初診時年齢	50歳	男性	現在	78歳
初診時残存歯数	28	最新残存歯数	26			
初診時DMFT	20	最新DMFT	20			

最終メンテ来院日 2017.12.1 78歳
初診から現在まで 27.9年 メインテナンス経過年数 27.3年

●症例 3-5

喫煙経験：なし
歯周治療を主訴として来院。

担当した歯科衛生士の技術はまだ十分とは言えなかったが、真面目で好意的な患者がゆっくりとした治療を受け入れてくださり、今も続いている。深い歯周ポケットは歯科衛生士の知識、技術の向上と共に再治療させていただいている。歯周組織の状態は78歳になっても問題はないが、初診時に失活歯だった⎿7が74歳の時に、7⏌が78歳の時に破折が原因で抜歯に至ってしまった。歯周炎のコントロールに比較して、失活歯のコントロールの難しさを感じる。

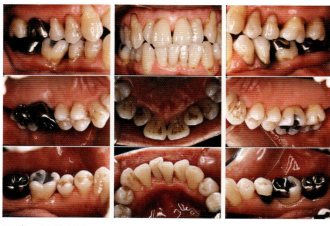

59歳、1998.11.6

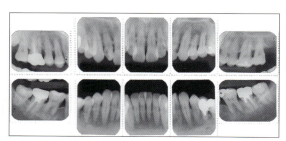

1992.11.30

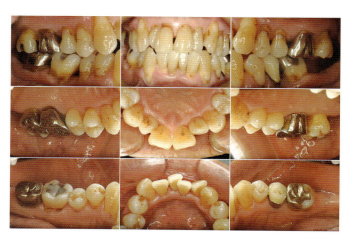

75歳、2015.7.10

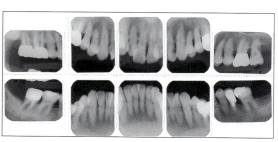

2017.8.22

初診日	1990.8.11	初診時年齢	53 歳	女性 現在	80 歳
初診時残存歯数	23	最新残存歯数	17		
初診時DMFT	17	最新DMFT	17		
最終メンテ来院日	2017.10.16	80 歳			
初診から現在まで	27.4 年	メインテナンス経過年数	26.9 年		

● 症例 3-6

喫煙経験：なし
歯の動揺を主な主訴として来院。

初診時53歳だったため、保存不可能と思われた6と7も残しつつ歯周基本治療、根管治療を行った。その後、7は3年後の56歳に抜歯したが、6は14年間維持することができた。しかし、27年の間に歯周炎の悪化と破折によって、その他に4本抜歯になってしまった。この患者の歯が劣形根であったこと、失活歯が多かったことがリスクを高めたように思われる。

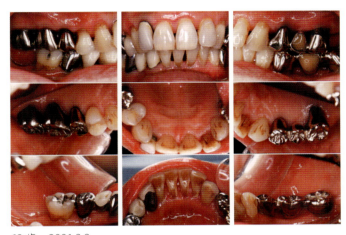

63 歳、2001.3.9

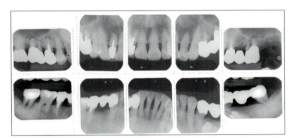

1992.10.13

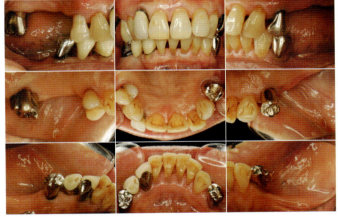

79 歳、2017.3.8

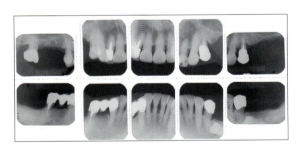

2016.7.4

2012/05/25	時期	メインテナンス	歯種	46	年齢	75 歳	抜歯原因	歯周炎悪化
2008/10/17	時期	メインテナンス	歯種	37	年齢	71 歳	抜歯原因	歯周炎悪化
2007/04/12	時期	メインテナンス	歯種	16	年齢	70 歳	抜歯原因	破折
2004/04/16	時期	メインテナンス	歯種	26	年齢	67 歳	抜歯原因	歯周炎初診
2002/12/11	時期	メインテナンス	歯種	15	年齢	65 歳	抜歯原因	破折
1994/01/06	時期	メインテナンス	歯種	47	年齢	56 歳	抜歯原因	歯周炎初診

症例 3-6 の抜歯略歴。

活用 2 経験の蓄積からわかる 自院の仕事の評価に活かす・フィードバックする

初診日	1990.1.24	初診時年齢	50 歳	男性	現在	78 歳
初診時残存歯数	27	最新残存歯数	21			
初診時DMFT	14	最新DMFT	14			

最終メンテ来院日	2017.12.26	78 歳		
初診から現在まで	28 年	メインテナンス経過年数	25.6 年	

●症例 3-7

喫煙経験：なし
初診時の資料がなく、デンタルエックス線のみ再来院時からの資料が記録されている。

歯周基本治療、メインテナンスを行っていたが、2000年頃から、顔面神経痛、不安神経症、不眠などが見られると共に、日中も非常に強い"くいしばり"が始まった。ナイトガードが割れることも何度かあった。さらに服用薬の影響と思われる、刺激唾液の減少も見られた（唾液量参照）。病気のためもあってプラークコントロールもよくないまま、異常な咬合力により、最近になって次々と歯が壊れてきている（抜歯履歴参照）。フッ化物洗口や高濃度フッ素歯磨剤など、できる限りのことを行なっているが、効果が表れずにきている。

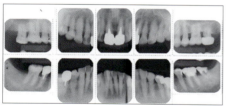
63歳、2002.7.8

1993.5.17

78歳、2017.6.2

2014.1.29

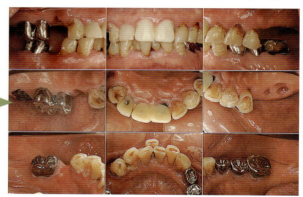

		唾液pH	緩衝能	唾液量	
1997/04/02	58 歳			3.7 ml/5min	
2003/01/10	63 歳			2.3 ml/5min	
2006/01/20	66 歳			1.7 ml/5min	
2007/03/05	68 歳			0.5 ml/5min	
2008/06/13	69 歳			0.6 ml/5min	
2009/09/25	70 歳			1.8 ml/5min	
2010/10/02	71 歳			0.7 ml/5min	
2013/03/12	74 歳			0.3 ml/5min	

症例 3-7 の唾液量。

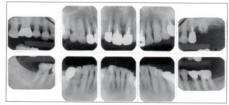

2017/05/12	時期	メインテナンス	歯種	14	年齢	78 歳	抜歯原因	う蝕
2017/05/12	時期	メインテナンス	歯種	26	年齢	78 歳	抜歯原因	う蝕
2014/07/18	時期	メインテナンス	歯種	25	年齢	75 歳	抜歯原因	う蝕
2014/07/09	時期	メインテナンス	歯種	45	年齢	75 歳	抜歯原因	う蝕
2013/03/12	時期	メインテナンス	歯種	27	年齢	74 歳	抜歯原因	その他
1997/05/20	時期	メインテナンス	歯種	37	年齢	58 歳	抜歯原因	う蝕

症例 3-7 の抜歯略歴。

4. 臨床を「面」で見る

①歯科医院の総合力の評価

「線」の歯科診療で得られた結果をさらに広い視野から見る、つまり「面」で見ることによって歯科医院の総合力や疾患の全体像が理解できるようになります。

②疾患の全体像の把握に生かす

ⓐ歯周病のハイリスク者の把握

疾患の全体像の例としては、第2章のSTEP1でとりあげたう蝕の罹患率や歯周病の進行度別分布もその一つです。う蝕の罹患率や歯周病の進行度別分布を見れば、ハイリスクの患者は少ないことがわかります。つまり、私達ホームデンティストで十分対応できる患者がほとんどなのです（図3-1-20）。

ⓑ喫煙者と残存歯数の関係

図3-1-21は、てらだ歯科と大西歯科に10年以上にわたってメインテナンスに来院している患者です。検索の条件は、初診日が1995年から2004年、初診時の年齢が30歳以上、そして2010年から2015年の6年間毎年最低1回以上のメインテナンスを受けている患者です。てらだ歯科では301人、大西歯科では294人が該当しました。

このてらだ歯科と大西歯科のデータから、メインテナンス受けている場合の歯の喪失と、喫煙の関係について考察してみました。メインテナンスを受けている患者を初診時に喫煙経験があった人と、なかった人に分けて調べた結果です。地域によって初診時の平均残存歯数が異なっていても、喫煙経験ありの患者の方が同じようにメインテナンスを受けていても喪失歯数が多くなることがわかります（図3-1-22）。

●臨床を面で見ることで、疾患の全体像が見えてくる

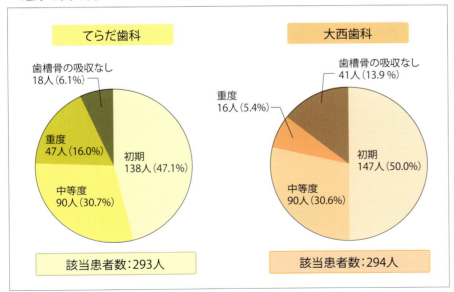

歯周病のハイリスクの患者は少ない

図3-1-20 てらだ歯科と大西歯科では地域が異なるため、歯周病の進行度別の割合が異なっている。しかし、重度の歯周炎に罹患している割合はそれほど多くないことがわかる。進行度別の差の原因は、**図3-1-22**からわかるように、おそらく喫煙者の割合がてらだ歯科に多いことによると推測される。

活用2 経験の蓄積からわかる　自院の仕事の評価に活かす・フィードバックする

● メインテナンスを受けていても喫煙者の残存歯数は少ないことが見えてくる

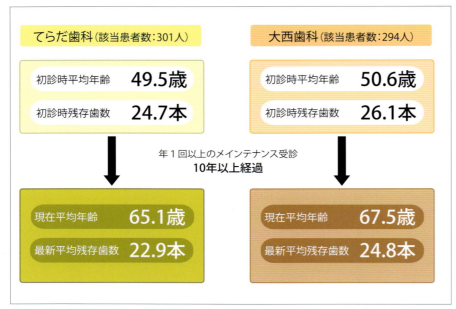

喫煙は残存歯数に大きく影響する

図 3-1-21　2医院で10年以上にわたり年1回メインテナンスを受けている30歳以上の人。

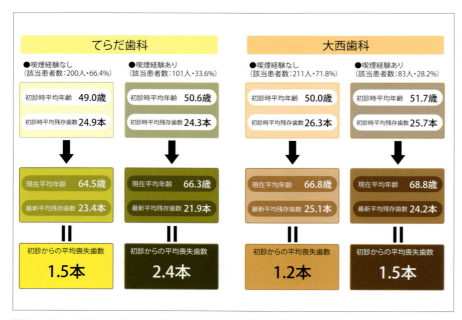

図 3-1-22　2医院で初診時に喫煙者だった人の残存歯数の比較。

ⓒ初診時の年代別残存歯数の違い

次に、二つの歯科医院で初診時の年齢が30歳台、40歳台、50歳台、60歳台、70歳台に分けてその後の残存歯数の変化を見てみました（**図3-1-23、24**）。その結果から、二つの歯科医院の地域による初診時の残存歯数が異なることがわかります。本書で何度も繰り返しているように、自分の歯科医院がある地域の現状把握をまず最初にすべきであり、そのためにはすべての患者の記録をとっておかなければなりません。

このグラフからは、年齢が高くなるにつれて、残存歯数が少なくなるにつれ、メインテンスにもかかわらず喪失歯数が増えていくことがわかります。つまり、早くから予防を始めて良い状況をつくれば、それだけ高齢になっても歯を残すことができることがわかります。

● **早期から良い状態を維持することの重要性が見えてくる**

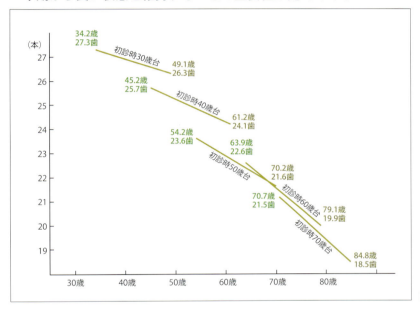

図 3-1-23　てらだ歯科の場合。

> 年齢が高く残存歯数も少ない人は、メンテナンスをしても歯が減っていく

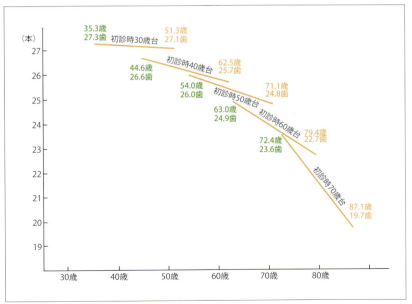

図 3-1-24　大西歯科の場合。

活用2 経験の蓄積からわかる 自院の仕事の評価に活かす・フィードバックする

ⓓ メインテナンスの効果

メインテナンスの効果を調べるため、メインテナンス群の最新の残存歯数と最近の初診患者の初診時残存歯数を比較してみました。メインテナンスの結果と比較する対照群として、それぞれの医院の2010年から2015年に初診の患者の年代別の残存歯数を調べてみました。

図 3-1-23、24 の最新の平均残存歯数と最近の初診時の平均残存歯数を比較したのが図 3-1-25、26 です。地域差があったとしてもメインテナンスを長く続けることが患者の歯の維持に役立つことが明らかです。このように、「面」で見ることによって、メインテナンスの結果＝歯科医院の総合力が判断できます。

> メインテナンスを長く続けることは、地域にかかわりなく、歯の維持に有効

● メインテナンスの重要性を実感できる

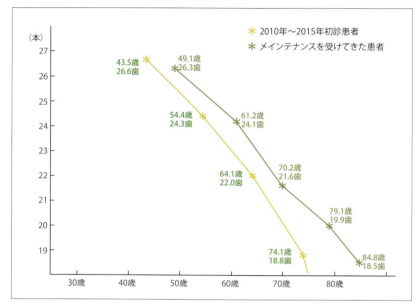

図 3-1-25　てらだ歯科の場合。

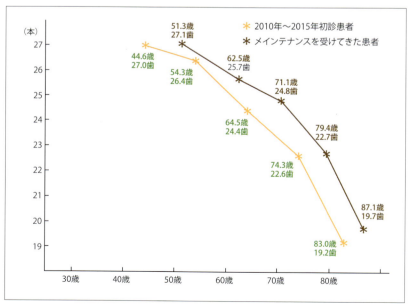

図 3-1-26　大西歯科の場合。

ⓔ 中等度歯周炎患者と歯の喪失

図 3-1-27 は二つの歯科医院の中等度歯周炎患者の喪失歯数の人数分布です。多少の違いはあっても、喪失歯数が3本以下の人が多くを占めていて、多数歯を失う人は非常に少ないことがわかります。コンピュータにデータを入力していれば、このような全体像を見ることができると共に、一人ひとりの患者を特定するのも簡単です。今回の場合は、多数歯を失っているのは、「臨床を群で見る」の**症例 3-6** のように、若い頃に多数の失活処置を受けて補綴が多くされている方達でした。

すなわち、患者の歯を生涯にわたって守るためには、本書で書かれているようにホームデンティストとして若い頃から歯周病に対して予防的な診療をしっかりと行うことの重要性がよくわかります。

● メインテナンスを続けることで、多くの患者の歯を守ることができる

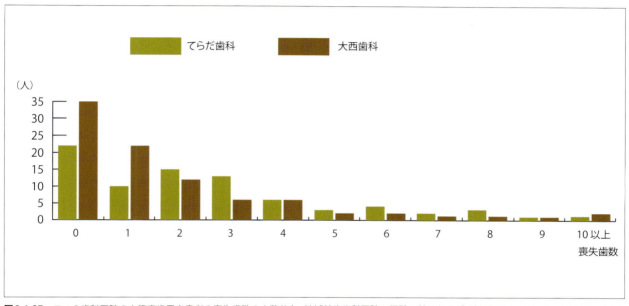

図 3-1-27　二つの歯科医院の中等度歯周炎患者の喪失歯数の人数分布。地域差や歯科医院の経験の差はあるが、適切なメインテナンスを行うことで、多くの患者の歯を守ることができる。

おわりに

本書では、病因論に基づいた歯周基本治療とメインテナンスを行うための歯科医院づくりについて、若手の歯科医師にも協力をいただいてまとめました。歯科医院づくりには基本的な考え方がありますが、それを理解してそれぞれの歯科医院で様々な工夫がなされていることが理解できたと思います。

　ホームデンティスト・プロフェッショナルは、決して特別な歯科医院だけができるのではなく、誰でも努力すればできることもわかっていただけたと思います。

　しかし、形ができても結果を出さなくては本当の意味で患者の健康に寄与できたことにはなりません。第3巻、第4巻では、歯周基本治療とメインテナンスを成功させるための実践的な解説をしたいと思います。

［監修者プロフィール］

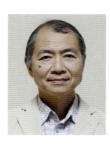

藤木 省三
_{ふじき しょうぞう}

兵庫県神戸市開業　大西歯科

1980年　大阪大学歯学部卒業
1985年　神戸市灘区で開業
1998年　日本ヘルスケア歯科研究会会長
現在　　一般社団法人　日本ヘルスケア歯科学会　副代表

HOME DENTIST PROFESSIONAL Vol. 2
チーム医療で取り組む歯科医院づくりの実践

2018年4月27日　第1版第1刷発行

監著	藤木　省三
著	丸山　和久　高木　景子　樽味　寿　千草　隆治　寺田　昌平
	高橋　啓　山本　修平　滝沢　江太郎　中本　知之　丸山　俊正
発行人	畑　めぐみ
装丁・本文デザイン	野辺隆一郎
発行所	インターアクション株式会社
	東京都武蔵野市境南町 2-13-1-202
	電話　070-6563-4151
	FAX　042-290-2927
	web　http://interaction.jp
印刷・製本	シナノ印刷株式会社

Ⓒ 2018　インターアクション株式会社　　禁無断転載・複写
Printed in Japan　　　　　　　　　　　　落丁本・乱調本はお取り替えします
ISBN 978-4-909066-07-7 C3047
定価は表紙に表示しています